Bettina M. Jasper

Koordination und Gehirnjogging

– Ein Leben lang –

Meyer & Meyer Verlag

Die Deutsche Bibliothek – CIP-Einheitsaufnahme

Jasper, Bettina M.:
Koordination und Gehirnjogging / Bettina M. Jasper.
– Aachen : Meyer und Meyer, 2002
(Ein Leben lang)
ISBN 3-89124-607-2

Adelaide, Auckland, Budapest, Graz, Johannesburg, Miami,
Olten (CH), Oxford, Singapore, Toronto
Member of the World
Sportpublishers' Association (WSPA)
Druck: Vimperk AG
ISBN 3-89124-607-2
E-Mail: verlag@meyer-meyer-sports.com

Inhalt

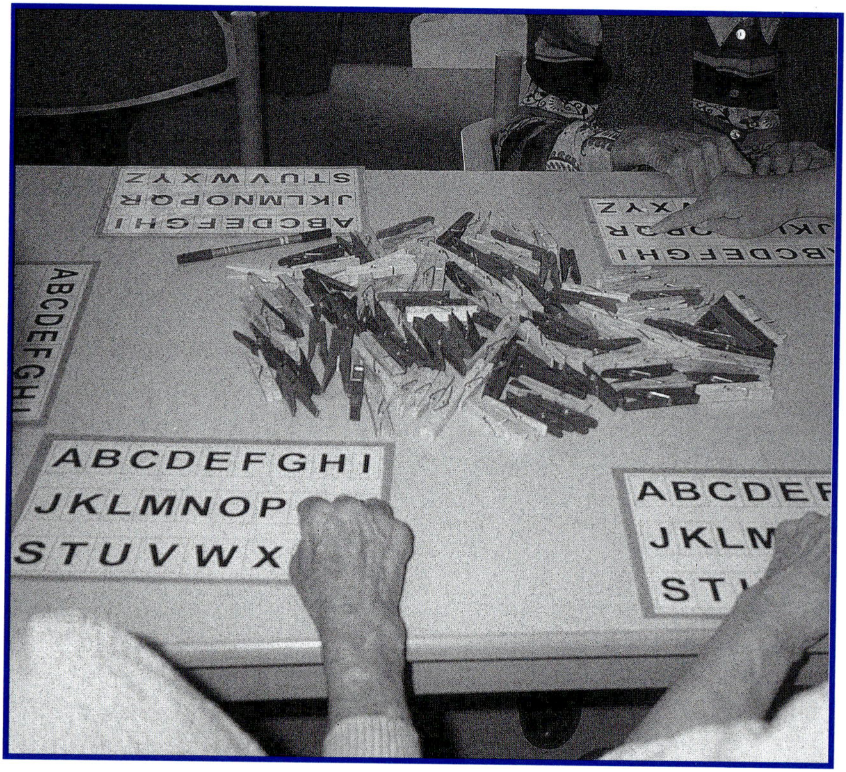
ABCDEFGHI
JKLMNOPQR
STUVWXYZ
ABCDEFGHI
JKLMNOP
STUVWX

Vorwort

Das vorliegende Buch richtet sich an sehr unterschiedliche Zielgruppen, die aus dem Sport oder aus vielen anderen Bereichen kommen können. Alle diejenigen, die eine Gruppe Erwachsener – vorrangig in der zweiten Lebenshälfte – leiten, werden Einsatzmöglichkeiten für hier dargestellte Ideen finden. Weder die Bewegung noch das Denken darf im Programm einer aktiven Gruppe fehlen, die ein Leben lang in Schwung bleiben will. Dabei dient das eine jeweils als wichtiges Instrument auch für das andere. So können Gehirntrainer ebenso Anregungen finden wie Ergotherapeuten, Physiotherapeuten und – natürlich – Übungsleiter.

Ob in der sportlichen Vereinsarbeit, bei Kursen und Treffen zum geistigen Training, in freien Freizeitgruppen, bei kirchlichen Veranstaltungen, in der geriatrischen Rehabilitation oder in der Altenpflege – überall lassen sich Elemente aus den dargestellten Praxisthemen umsetzen.

Der flexible Einsatz der Vorschläge bei so unterschiedlichen Zusammenhängen und für Gruppen mit stark voneinander abweichender körperlicher und geistiger Fitness wird ermöglicht durch das Baukastensystem. Übungen, die sehr unterschiedliche Leistungsanforderungen stellen, können, an die jeweilige Zielgruppe angepasst, immer anders kombiniert werden. Im Übrigen sind zu vielen Übungsarten Variationen angegeben, die den Einsatz in der Turnhalle ebenso ermöglichen wie eine Umsetzung der gleichen Spielidee mit stark bewegungseingeschränkten Menschen am Tisch und auf engem Raum.

Die Idee zu diesem Buch entstand durch meine freiberufliche Tätigkeit – im Seniorensport und in der Altenpflege ebenso wie im Gehirntraining – in immer anderen Zusammenhängen mit oft wechselnden Gruppen mit stark voneinander abweichenden Erwartungen, Interessen und Fähigkeiten. Eines war und ist aber seit vielen Jahren gleich geblieben: mein Konzept der Themenorientierung angebotener Aktivitäten. Inhalte und Aufgaben können im Schwierigkeitsgrad variieren, aber das Bedürfnis nach erkennbaren Sinnzusammenhängen ist nach meiner Beobachtung bei fast allen Teilnehmern vorhanden.

Vor allem bei festen Gruppen, die sich zum regelmäßigen Training treffen, hat sich die Idee der *Themenorientierung* bewährt. Sie lässt das beim Üben notwendige Wiederholen durch wechselnde Themen abwechslungsreich erscheinen und nicht langweilig werden und fördert außerdem die Kommunikation als wichtiges Element der Gruppenarbeit mit älteren Menschen.

Was beim Umgang mit den Praxisthemen zu beachten ist und wie daraus Stundenplanungen erstellt werden können, darüber informiert Kapitel 2 „Planen und Umsetzen". Hier wird auch deutlich, dass es nicht darum geht, sich nur von den Vorschlägen im Buch leiten zu lassen, sondern nach einiger Erfahrung mit dem Konzept selbst kreativ zu werden, eigene Ideen zu entwickeln und Neues auszuprobieren.

Es geht bei den dargestellten Inhalten nicht um die Gestaltung von Sportstunden, sondern vielmehr um ein völlig anders geartetes Angebot mit Treffcharakter an Erwachsene im fortgeschrittenen Lebensalter, die mehr als nur Bewegung suchen. In einem ganzheitlichen Training werden Kopf und Körper gefordert.

Die Bedeutung von Kurzspeicherkapazität und Gedächtnis auf der einen sowie Wahrnehmung und Koordination auf der anderen Seite für den Erhalt und die Verbesserung von Kompetenzen und damit für die Bewältigung des Alltags wird zu Beginn aufgezeigt.

Wer tiefer in theoretische Zusammenhänge von Denken und Bewegen und in Methoden des Gehirntrainings einsteigen möchte, findet entsprechende Informationen in dem Buch BRAINFITNESS[1].

Für das schriftsprachliche Problem der gleichberechtigten Ansprache von Frauen und Männern im Text habe ich leider keine für mich zufrieden stellende Lösung gefunden. Zugegeben, das ständige Nennen von „-leiterinnen und -leitern" oder „-therapeutinnen und -therapeuten" usw. gestaltet das Lesen oft steif und mühsam. So bin ich dem Wunsch des Meyer & Meyer Verlags, den Lesefluss zu gewährleisten durch einheitliche Verwendung der männlichen oder weiblichen Sprachform nachgekommen. Unter Berücksichtigung der Tatsache, dass die große Mehrheit der Gruppenleitungen und der Gruppenmitglieder im Freizeit- und Gesundheitssport, im Gehirntraining wie in der Altenarbeit weiblichen Geschlechts ist, habe ich mich dieses Mal schließlich für die feminine Form entschieden, die im weiteren Verlauf verwendet wird.

[1]Fußnoten siehe Kapitel 5.3, S. 206

Danken möchte ich an dieser Stelle der *Wissiomed*, die als Trägerorganisation mir seit Jahren die Möglichkeit gibt, in der Praxisausbildung von Gehirntrainerinnen mitzuwirken und auf diesem Weg immer wieder neue Erfahrungen zu sammeln und Anregungen zu erhalten. Gleichzeitig ist ein von der *Wissiomed* entwickeltes und herausgegebenes Kartenspiel ein viel genutztes Instrument meiner Arbeit, auch in den hier dargestellten Praxisbeispielen.

Ferner gilt mein Dank dem Meyer & Meyer Verlag, der sich trotz seiner eindeutigen inhaltlichen Ausrichtung als Sportverlag für ein in diesem Bereich eher ungewöhnliches Thema sofort sehr aufgeschlossen zeigte.

Bettina M. Jasper

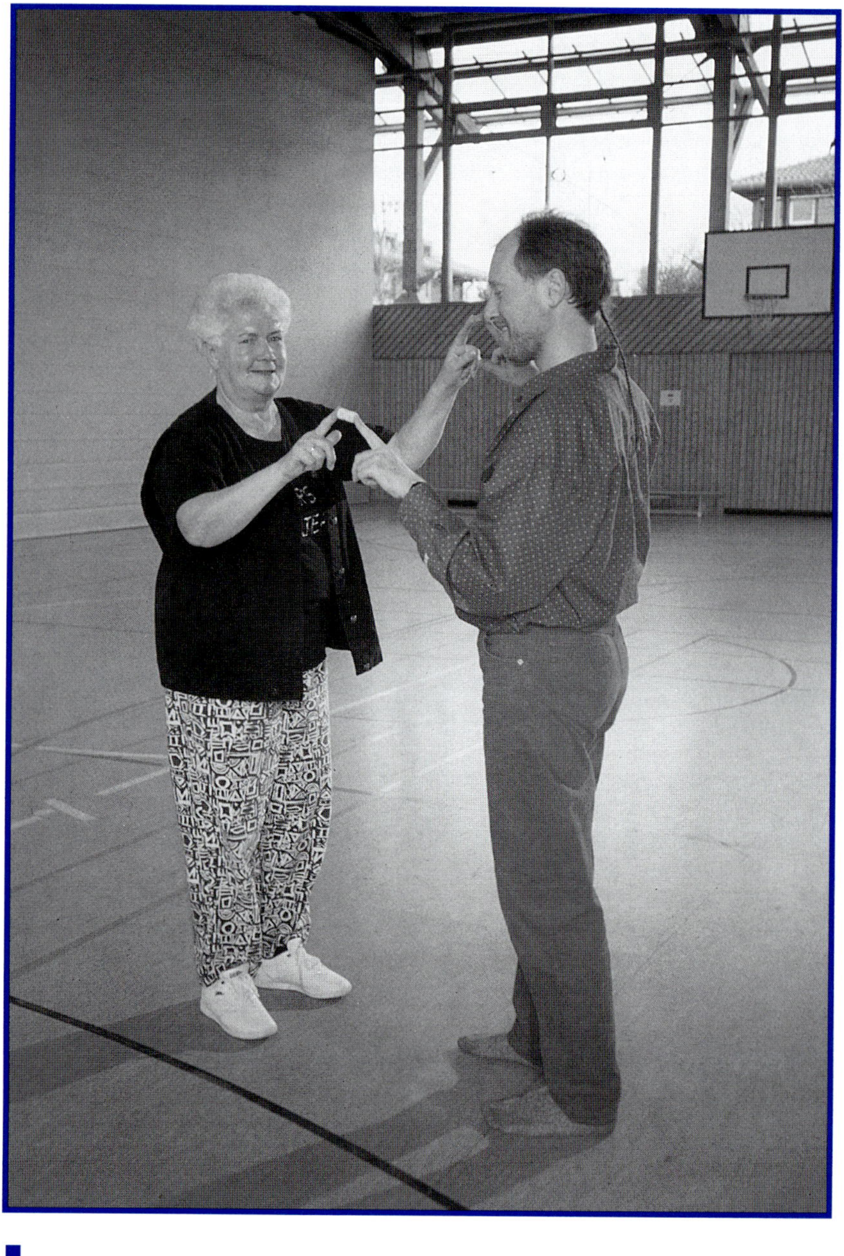

1 Schwungvoll, fit und kompetent im Alltag

Aktuelle Forschungen kommen zu dem Ergebnis, dass der Mensch biologisch darauf programmiert ist, ca. 130 Jahre alt zu werden, wenngleich Krankheiten, Unfälle und schlechte Umweltbedingungen dazu führen, dass er vor dem Erreichen seiner potenziellen Altershöchstgrenze stirbt. Dennoch: Die Menschheit wird immer älter und die Alten in unseren Breiten sind immer fitter.

Die Lebenserwartung ist aber sehr stark abhängig von den Bedingungen, unter denen wir leben. Für im 20. Jahrhundert geborene Generationen gilt in Industrieländern eine Lebenserwartung von durchschnittlich 85 Jahren. Dagegen erreichen die Menschen in vielen wirtschaftlich und technisch weniger entwickelten Ländern auch heute noch nur ein wesentlich niedrigeres Lebensalter. So wird ein Mensch in Äthiopien heute durchschnittlich 43 Jahre alt und im südlichen Afrika wird sich die Lebenserwartung jüngsten Studien zufolge durch die grassierende Aidsepidemie um Jahrzehnte vermindern. Danach wird die Bevölkerung dort im Jahr 2010 im Mittel in einem Alter von ca. 30 Jahren sterben.[2]

Was hat das alles mit uns zu tun? Es zeigt, wie stark unsere Lebenserwartung von den Rahmenbedingungen abhängig ist. Diese Rahmenbedingungen sind wie Nationalität und Kultur gegeben und nicht veränderbar, können aber zum großen Teil wie Ernährung, Aktivität, Gesundheitsbewusstsein usw. durchaus von uns beeinflusst werden. Die vorhandenen Einflussmöglichkeiten sollten wir nutzen, denn – so sagt eine alte Volksweisheit – alt werden will jeder, alt sein will keiner.

Wir möchten ein langes Leben lang in Schwung bleiben. Hundert Jahre alt zu werden, ist durchaus ein Ziel für viele, „ ... aber nur, wenn ich mein Leben noch selbst gestalten kann, körperlich und geistig selbstständig ...", so ergänzen die meisten Menschen diesen Wunsch. Weder körperliche noch geistige Aktivität bieten eine Garantie dafür. Beides kann keine Lebensversicherung sein. Aber die Wahrscheinlichkeit, das Leben bis ins hohe Alter eigenverantwortlich und kompetent meistern zu können und damit die Lebensqualität spürbar zu verbessern, die erhöht sich sehr wohl durch eine entsprechende Lebensweise.

Körperliche und geistige Aktivität spielt eine erhebliche Rolle beim Erhalt von Kompetenz(en). Der Begriff *Kompetenz* wird heute im allgemeinen Sprachgebrauch häufig benutzt und meint dann meistens so viel wie *Fähigkeit*. Seit den 60er Jahren in der Psychologie gebräuchlich, war der Terminus anfangs eng begrenzt auf verschiedene Teilbereiche und wird heute dagegen sehr viel weiter gefasst.

Hinter heutigen Kompetenztheorien steht die Erkenntnis, dass Funktionen und Fähigkeiten sich beim Älterwerden in unterschiedlicher Weise verändern, in ihrer Summe aber nicht automatisch abnehmen müssen. Ganz allgemein meint *Kompetenz* die Fähigkeit einer Person, Anforderungen in einem bestimmten Bereich gewachsen zu sein. So bedeutet z.B. *kognitive Kompetenz* die Fähigkeit zur Bewältigung intellektueller Aufgaben, *soziale Kompetenz* das Vermögen, sozialen Anforderungen zu genügen oder mit anderen Menschen zu kommunizieren usw. [3]

!

Kompetenz wird von alten Menschen benötigt zur
- Bewältigung von Alltagsanforderungen.
- Erhaltung und Entfaltung von Selbstständigkeit.
- Vermeidung von Pflegebedürftigkeit.

Kompetenz lässt sich unterteilen in
- eine generelle Handlungskompetenz,
- Teilkompetenzen in verschiedenen Bereichen,
- Kompetenzgefühl.[4]

Die generelle Handlungskompetenz setzt sich zusammen aus verschiedenen Teilkompetenzen, z.B. kognitiver, psychischer, emotionaler, sozialer, sensomotorischer .... Kompetenz, Orientierungskompetenz usw. Die Zusammensetzung, Ausprägung und Kombination der einzelnen Teilkompetenzen ist dabei individuell verschieden und stark trainingsabhängig.

Das Betreiben von Aktivitäten in einer Gruppe beeinflusst u.a. die Kooperationsfähigkeit, Verantwortungsfähigkeit und Konfliktfähigkeit positiv, die als Schlüsselqualifikationen für den Teilbereich der sozialen Kompetenz gelten. In ähnlicher Weise lassen sich in anderen Kompetenzbereichen Verbesserungen erzielen. Kompetenztheorien gehen heute davon aus, dass der Mensch bis ins hohe Alter entwicklungsfähig und damit in seinem Erleben und Verhalten veränderbar ist.

Für ältere Menschen ist es entscheidend, die eigene *Kompetenzbalance*, d.h. ein ausgeglichenes Verhältnis zwischen Anforderungen der Umwelt und eigenen Fähigkeiten auf der einen Seite sowie zwischen Sicherheit und Autonomie auf der anderen Seite zu finden.[5]

Mit zunehmendem Alter erhöht sich das Risiko, dass zur Bewältigung von Alltagsanforderungen nötige Fähigkeiten und Fertigkeiten Einschränkungen unterliegen. Alternsprozesse in körperlichen Funktionen wie geringere Vitalkapazität oder eingeschränkte Mobilität und in psychischen Funktionen nachlassende Denk- und Gedächtnisleistungen können dazu führen, dass Anforderungen im Alltag schwieriger zu bewältigen sind als in jüngerem Lebensalter, obwohl die Anforderungen aus objektiver Sicht konstant bleiben.[6]

Aus diesen Zusammenhängen wird deutlich, wie wichtig es für ein positiv erlebtes Alter ist, durch entsprechende Einstellung und daraus folgendes bewusstes und gezieltes Training dazu beizutragen, dass generelle Handlungskompetenz möglichst lange erhalten bleibt. Sie ermöglicht eine selbstverantwortliche, selbstbestimmte, selbst gestaltete und Sinn gebende bzw. Sinn findende Lebensgestaltung. Es ist wichtig, möglichst früh damit zu beginnen, um entsprechende Verhaltensweisen sehr rechtzeitig als Lebensmuster einzuüben. Das heißt, es reicht nicht, erst im Seniorenalter zu beginnen. In Schwung zu bleiben, ist einfacher und erfordert weniger Kraftaufwand als in Schwung zu kommen.

Die Beteiligung an in diesem Buch beschriebenen Angeboten gibt weder eine Garantie noch ist sie ein Allheilmittel. Aber sie ist *ein* möglicher Weg, um wichtige Bausteine für eine schwungvolle, fitte und kompetente Alltagsgestaltung ein Leben lang zu erhalten.

1.1 Kurzspeicherkapazität und Gedächtnis

Mit zunehmendem Lebensalter gilt es, sich an viele alternsbedingte Veränderungen anzupassen – im körperlichen, im geistig-seelischen wie im sozialen Bereich. Solche Veränderungen passieren meist schleichend, werden oft erst dann bewusst, wenn sie vermehrt auftreten oder die betreffende Person von anderen darauf angesprochen wird. Das alles muss keineswegs zu einem Zeitpunkt passieren, der traditionell mit dem so genannten

Seniorenalter in Verbindung gebracht wird. Gerade im Sport spüren junge Erwachsene oft schon sehr früh, dass Leistungen, die sie als Jugendliche ohne Probleme erbrachten, plötzlich ab einem gewissen Zeitpunkt entweder überhaupt nicht mehr oder nur mit deutlich erhöhtem Aufwand erreicht werden. Ähnliches gilt in späteren Lebensphasen mit häufig noch tieferen Einschnitten und Veränderungen.

Die Haare werden grau. Das können wir akzeptieren oder von außen mit Chemie Abhilfe schaffen und einem Schönheitsideal von Jugendlichkeit damit entsprechen. Wird die Haut allmählich faltig, kann richtige Pflege zwar verzögern und Kosmetik eine Zeit lang kaschieren, aber die Entwicklung ganz sicher nicht dauerhaft aufhalten.

Wird das Gedächtnis schlechter, so sind viele Menschen geneigt, auch dies als schicksalhaft hinzunehmen und dem entsprechenden Lebensalter zuzuschreiben. Dabei ist das in diesem Bereich überhaupt nicht notwendig. Hier hilft zwar kein kostenaufwändiges Lifting, aber dafür sehr zuverlässig, preiswert und ohne jegliche Nebenwirkungen regelmäßiges Training.

Je älter wir werden, desto größer wird der Fundus an Wissen und Erfahrung, den wir in Jahrzehnten erwerben, immer wieder benutzen und meist ohne viel Nachdenken sofort abrufen können. Dieser meist umfangreiche gesammelte Schatz an Informationen ist sehr fest im Gehirn verankert und ist oft intensiver ausgeprägt bzw. besser abrufbar, je älter wir werden. Er ermöglicht uns im Alltag den Rückgriff auf Erlerntes und Erlebtes, d.h. auf erworbenes Wissen. Das so im Gedächtnis Gespeicherte wird als *kristalline* oder *kristallisierte Intelligenz* bezeichnet. Es hilft uns täglich bei der Lösung von Problemen, oft sogar, ohne dass wir es überhaupt bemerken.

Das Langzeitgedächtnis baut sowohl chronologische als auch inhaltliche Systeme auf und arbeitet beim gesunden Menschen zeitlebens ohne nennenswerte Beeinträchtigungen. In diesen Bereich gehört u.a. Wissen, das in beruflichen Zusammenhängen erworben und immer wieder angewandt wurde, aber auch das Beherrschen von praktischen Tätigkeiten, die sehr häufig ausgeführt wurden. Das gilt ebenfalls für Bewegungsfertigkeiten. Das Langzeitgedächtnis bereitet meist wenig Probleme und tröstet uns manchmal oder täuscht uns gar darüber hinweg, dass manche anderen Funktionen nicht ganz so störungsfrei sind. Im Gegenteil ist ein gutes Langzeitgedächtnis oft der Stolz sogar hochaltriger Menschen, die noch fehlerfrei ganze Balladen aus der Schulzeit rezitieren, alle Strophen vieler bekannter Volkslieder auswendig können oder viele Daten und Fakten aus lange zurückliegender Vergangenheit noch exakt wissen und mit vielen Details erzählen und beschreiben.

Dieselben Menschen haben oft Mühe, sich daran zu erinnern, ob sie vor wenigen Minuten schon ihre Tabletten eingenommen oder wo sie eben ihren Haustürschlüssel abgelegt haben. Und mit diesem Problem stehen die Hochaltrigen keineswegs allein. Immer öfter klagen schon Jugendliche und junge Erwachsene über Gedächtnisprobleme, die nicht selten zur großen Belastung im Alltag werden.

Was hier Schwierigkeiten bereitet, ist nicht eigentlich das Gedächtnis, sondern der *Kurzzeitspeicher* oder *Kurzspeicher* – auch als *Arbeitsspeicher* bezeichnet – als Zentrum der so genannten *flüssigen* oder *fluiden Intelligenz.* Fluide Intelligenz wird benötigt, um Situationen zu bewältigen, bei denen aktuelle Probleme gelöst werden sollen. Hier können wir nicht auf frühere Erfahrungen zurückgreifen, sondern müssen schlussfolgernd denken. Dazu gehören Schnelligkeit und Präzision der Informationsverarbeitung, Auffassungsgeschwindigkeit, Wahrnehmungsschnelligkeit, auch räumliches Vorstellungsvermögen, Kombinationsvermögen und Flexibilität des Denkens.

Diese Fähigkeiten sind abhängig von neurophysiologischen Prozessen im Zentralnervensystem und unterliegen daher alternsbedingten und trainingsabhängigen Veränderungen. Solche Veränderungen sind beeinflussbar! Training hat hier einen enormen Stellenwert und kann vielfach normale alternsbedingte Einbußen ausgleichen. Durch entsprechende Übung kann die fluide Intelligenz auch im hohen Alter erhalten und sogar gesteigert werden. Dagegen nimmt sie ab, wenn sie nicht täglich geübt wird. Der *Faktor Training* wird damit bedeutender als der *Faktor Lebensalter.*[7]

Lässt die fluide Intelligenz mit zunehmendem Lebensalter nach, so wird von so genannter *kognitiver Alterung* gesprochen. Diese beschreibt vor allem ein Nachlassen geschwindigkeitsabhängiger kognitiver Leistungen. Prozesse der Aufnahme und Verarbeitung von Informationen sowie das Reagieren auf neue oder mehrfache Anforderungen laufen dabei verlangsamt ab und sind dadurch erschwert.[8]

Im Alltag sind permanent Situationen zu bewältigen, die die fluide Intelligenz fordern. Ständig müssen aktuelle Probleme gelöst werden, bei denen nicht oder nur begrenzt auf frühere Erfahrungen zurückgegriffen werden kann.

Paradebeispiel ist der Straßenverkehr. Ist das grundsätzliche Beherrschen der Verkehrsregeln zwar eine Angelegenheit von Wissen und Erfahrung, also des Langzeitspeichers, so nützt all diese Kenntnis wenig, wenn sie nicht in einer konkreten Verkehrssituation sehr schnell angewandt werden kann. Für die schnelle Anwendung und das richtige Verhalten im Straßenverkehr aber müssen nicht nur die theoretischen Regeln, sondern vor allen Dingen die konkreten Situationen mit all ihren Bedingungsfaktoren berücksichtigt werden. Da geht es um sehr schnelles Verarbeiten von Informationen. Der ruhende und vor allen Dingen der fließende Verkehr muss wahrgenommen und all die Informationen müssen miteinander aktuell verknüpft werden. Da ist die fluide Intelligenz gefordert. Die Kapazität des Kurzspeichers ist entscheidend für schnelles und situationsangemessenes Handeln.

Nicht ganz so lebenswichtig, aber sicherlich von Bedeutung für die Lebensqualität, ist das Funktionieren dieser Fähigkeiten in anderen Alltagssituationen – beim Verstehen der Bedienungsanleitung für ein neues technisches Gerät ebenso wie bei der Beteiligung an Diskussionen mit schnellem Austausch von Argumenten oder beim Erlernen des Umgangs mit neuen Medien, mit Computer und Internet.

Wer über einen gut trainierten Kurzspeicher mit hoher Kapazität verfügt und ohne Probleme seinen Alltag vielseitig aktiv gestalten kann, ist motivierter für den Aufbau und das Aufrechterhalten sozialer Kontakte und hat ein höheres Selbstvertrauen und Selbstwertgefühl durch subjektives Erleben von Kompetenz.[9]

Wer Defizite spürt, sollte sich also nicht verschämt zurückziehen, sondern im Gegenteil offensiv vorgehen, viel unternehmen und vor allem trainieren. Rückzug verstärkt den Abbau, während die Aktivität die Fähigkeiten erhält und steigert.

Werden Menschen nach ihren eigenen Beobachtungen zu geistigen Funktionen befragt, äußern viele als erstes und für sie offensichtliches Problem *Vergesslichkeit*. Das Gedächtnis macht auch jungen Leuten schon zu schaffen. Das gilt für Schule und Beruf ebenso wie für die Freizeit. Der Begriff *Gedächtnis*, der bei solchen Beschreibungen meist benutzt wird, ist jedoch irreführend, denn das, was hier nicht funktioniert, ist meist keineswegs das Langzeitgedächtnis, der Langzeitspeicher, sondern es sind in der Regel Funktionen, an denen zu wesentlichen Teilen der Kurzspeicher beteiligt ist. Gemeint ist hier das Abrufen von Gedächtnisinhalten. Oft sind die gefragten Inhalte durchaus im Gedächtnis eingespeichert, aber sie können im entscheidenden Moment nicht schnell genug oder nicht rechtzeitig abgerufen werden. Am Abrufen aber ist zu großen Teilen der Kurzspeicher beteiligt, denn hier muss jede Information eingehen, bevor sie verfügbar gemacht wird. Der Kurzspeicher ist zuständig für alles Denken, Planen und Entscheiden. Mit diesen Funktionen hat er erhebliche Bedeutung für die Gestaltung des Alltags. Sein Training ist sehr viel wichtiger als das des weit gehend altersstabilen Langzeitspeichers.

Für die Kapazität des Kurzspeichers sind im Wesentlichen zwei Grundfunktionen des Gehirns entscheidend: !
1. Die *Informations-Verarbeitungs-Geschwindigkeit* und
2. die *Merkspanne* (auch: Gegenwartsdauer).

Das Training gerade dieser beiden Grundfunktionen macht einen bedeutenden Teil der Aktivitäten in den im Folgenden beschriebenen Praxisthemen aus. Zwar werden auch Übungen und Spiele einbezogen, die ihren Trainingsschwerpunkt im Langzeitgedächtnis haben, aber bei der individuellen konkreten Zusammenstellung der Praxiseinheiten sollte unbedingt darauf geachtet werden, dass die Kombination immer Elemente zum Training des Kurzspeichers enthält. In den Kapiteln 2.2 und 2.6 wird dazu Genaueres beschrieben.

Die *Informations-Verarbeitungs-Geschwindigkeit* umfasst den Zeitraum, der benötigt wird, um auf Reize bzw. Informationen aus der Umwelt zu antworten, d.h. entsprechend zu handeln. Über die Sinnesorgane werden Reize aufgenommen und in den Kurzspeicher geleitet. Im Kurzspeicher – dem so genannten *Arbeitsspeicher* – werden diese Informationen bearbeitet, d.h., der Mensch denkt nach, kombiniert neue Informationen mit schon vorhandenen, die aus dem Langzeitspeicher oder Gedächtnis geholt werden, und kommt so schließlich zu einer Entscheidung. Diese Prozesse laufen in ungeheuer hohem Tempo ab und werden deshalb oft überhaupt nicht als Abläufe im eigentlichen Sinn erkannt.

Im Alltag ist es häufig das Sehen und Erkennen von Zeichen, die wir einordnen und entsprechend reagieren, bei denen sich die Informations-Verarbeitungs-Geschwindigkeit bemerkbar macht.

Die *Merkspanne* als zweiter wichtiger Faktor für die Kapazität des Kurzspeichers ist bereits ein erster Schritt in Richtung Gedächtnis, quasi eine Vorstufe, auch als *primäres Gedächtnis* bezeichnet. Sie umfasst einen Zeitraum von lediglich 5-7 Sekunden, die Spanne, in der uns eine Information unmittelbar und bewusst zur Verfügung steht. Im Durchschnitt beträgt dieser Wert beim gesunden Menschen 5,4 Sekunden. So lange bleibt eine Information im Kurzspeicher und kann dort bearbeitet werden.

In der Gesprächsführung ist die Merkspanne von grundlegender Bedeutung. Nur wer eine durchschnittliche bis gut trainierte Merkspanne hat, kann gesprochene Worte in ihrem Zusammenhang bearbeiten. Wer eine Merkspanne von nur vier Sekunden hat, wird z.B. Mühe haben, den Satz einer Gesprächspartnerin in seiner Bedeutung zu verstehen, wenn dieser in einem Zeitraum von mehr als vier Sekunden gesprochen wird.

Die Merkspanne ist auch die Funktion, die Defizite aufweist, wenn jemand vom Schreibtisch aufsteht, um etwas aus dem daneben stehenden Schrank zu holen, aber bei geöffneter Schranktür bereits nicht mehr weiß, was das Ziel dieser Handlung war.

Übertragen auf eine Situation im Sport, ist hier z.B. das Ausführen vorgegebener Bewegungsfolgen zu nennen. Die Handlungsanweisung einer Übungsleiterin mit 5-7 Teilinformationen soll durch Sehen und/oder Zuhören aufgenommen und sofort durch eigene Bewegung nachvollzogen werden. Für Trainierte ist das kein Problem. Ist aber jemand aus der Übung, hat eine verringerte Merkspanne, so kann bereits das direkte Nachvollziehen weniger, sehr einfacher Bewegungen zur großen Hürde werden.

Übungen zum Training der Informations-Verarbeitungs-Geschwindigkeit und der Merkspanne sind bei allen Praxisthemen wichtiger Bestandteil. Wichtig ist beim Training – wie beim Training körperlicher Fähigkeiten – die *Regelmäßigkeit*. Es nützt relativ wenig, diese Grundfunktionen des Gehirns nur einmal wöchentlich oder monatlich über einen längeren Zeitraum zu üben. Wenige Minuten täglichen Trainings dagegen erhöhen spürbar und messbar die entsprechenden Fähigkeiten und damit in erheblichem Maß die Kompetenz zur Bewältigung des Alltags. Zehn Minuten täglich sollten dem geistigen Training gewidmet sein. Die Teilnahme an

Gruppenangeboten, wie in den Praxisthemen beschrieben, gibt auch eine Vielzahl von Anregungen für das eigenständige Training zu Hause. In der Kombination ist die Beteiligung an sporadischen, besser regelmäßigen, Gruppenangeboten gut für die Motivation und als Ideengeber zum eigenverantwortlichen Handeln.

1.2 Wahrnehmung und Koordination

Ein Verarbeiten von Informationen kann nur stattfinden, wenn diese Informationen zuvor über die Wahrnehmung ins Bewusstsein gelangt sind. So ist die *Wahrnehmung* unabdingbare Voraussetzung für die Informationsverarbeitung. Das bedeutet, dass es nicht genügt, allein die Informations-Verarbeitungs-Geschwindigkeit zu trainieren, sondern dass auch die Wahrnehmung als wichtige Fähigkeit geübt werden muss. Die Wahrnehmung hilft dem Menschen, seine Umwelt zu erleben, sich in ihr zu orientieren und sich an sie anzupassen.

Die Welt wird über zwei verschiedene Arten der Wahrnehmung erlebt:
- die äußere Wahrnehmung oder *Sinneswahrnehmung* und
- die innere Wahrnehmung oder *Gefühlswahrnehmung*.

Ganz allgemein wird der Prozess der Informationsgewinnung aus Reizen als *Wahrnehmung* bezeichnet. Diese Reize können entweder aus der Umwelt stammen oder auch aus dem eigenen Körper. Über die Sinnesorgane gelangen Signale in das Gehirn. Dort werden Nervenzellen (Neurone) aktiviert und das Gehirn sucht nach ähnlichen, bereits im Gedächtnis gespeicherten Signalen. Aus diesen Vorgängen ergibt sich die Wahrnehmung.

Die Sinne stellen für den Menschen quasi die Schnittstelle zur Welt dar. Sie verbinden ihn mit allem, was um ihn herum und in ihm passiert. Über das Sehen, Hören, Riechen, Schmecken, Tasten usw. verschafft sich der Mensch ein Bild von der Welt außerhalb seines eigenen Körpers (äußere Wahrnehmung). Dieses Bild verbindet er mit seinen Gefühlen, mit seiner inneren Welt (innere Wahrnehmung). So empfindet er Freude oder Traurigkeit, Lust oder Unlust, Zufriedenheit oder Enttäuschung usw. in Verbindung mit dem, was er aus der ihn umgebenden Welt über die Sinnesorgane aufnimmt. So entsteht ein sehr subjektives und individuelles Bild von der Welt, denn die

Kombination von innerer und äußerer Wahrnehmung führt bei jedem Menschen zu anderen Ergebnissen. Deshalb entsteht durch Wahrnehmung nie ein objektives Abbild einer Realität, sondern immer eine subjektive Einschätzung, ein ganz persönlicher Eindruck.

Die Orientierung in der Umwelt ist nur dadurch möglich, dass Personen, Gegenstände und Ereignisse in ihrem räumlichen und zeitlichen Zusammenhang erfasst und bewertet werden. Persönliche Erfahrungen bestimmen dabei das Erleben und lassen verschiedene Menschen gleiches Geschehen unterschiedlich wahrnehmen und einschätzen und führen sie damit am Ende zu voneinander abweichenden Verhaltensweisen. Dennoch sind die physiologischen Grundlagen der Wahrnehmung bei allen Menschen gleich.[10]

Mithilfe der Wahrnehmung muss der Mensch im Lauf seines Lebens viel lernen. Zu Beginn des Lebens, für Babys, haben Töne, Gerüche, Bilder und Wörter keine Bedeutung. Sie sind so unverständlich wie eine fremde Sprache. Das Wahrnehmen, das heißt das Zuweisen von Bedeutungen zu bestimmten Signalen, muss zuerst erlernt werden.

Wahrnehmung ist ein automatisch ablaufender Prozess, gegen den sich ein Mensch nicht wehren kann. Er kann durch willkürliche oder unwillkürliche Aufmerksamkeitszuwendung zu Stande kommen. Wahrnehmung ist immer sehr instabil, d.h., sie kann nur für wenige Sekunden oder – je nach Bereich – für Bruchteile von Sekunden aufrechterhalten werden, danach zerfällt sie.

Wahrnehmung verläuft sequenziell, das heißt im zeitlichen Nacheinander. Das bedeutet, dass nicht zwei Signale gleichzeitig wahrgenommen werden können. Am Beispiel der so genannten *Kippbilder*, die zwei oder mehr verschiedene Wahrnehmungsmöglichkeiten bieten, wird dies sehr deutlich. Die Betrachterin kann – oft im sehr schnellen

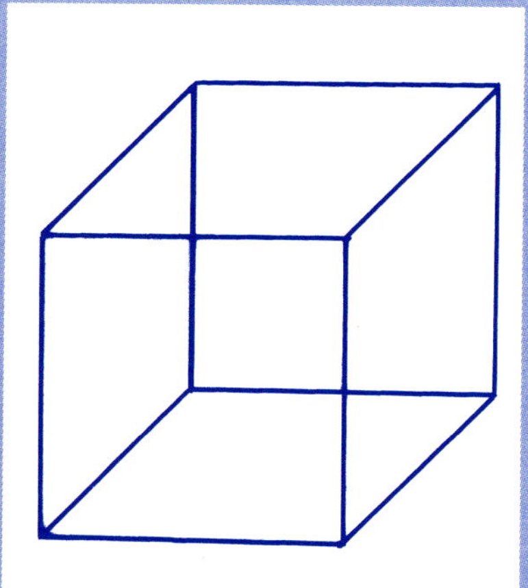

Abb. 1

Wechsel – immer nur *eine* Wahrnehmungsmöglichkeit zur Zeit umsetzen. Betrachtet etwa ein Mensch die zeichnerische Darstellung eines Würfels, (s. Abb. 1) so wechselt automatisch das Auge im gleichmäßigen Rhythmus die Perspektive, meist im Drei-Sekunden-Takt. Dieser Umstand ist beim Erlernen von Neuem, auch von Bewegungsaufgaben, sehr wichtig. Die Aufmerksamkeit kann immer nur einem Signal zugewandt werden. Automatisierte Bewegungen dagegen können zeitgleich ausgeführt werden.

Permanent strömt eine Vielzahl von Reizen auf den Menschen ein, der diese über unterschiedliche Sinneskanäle aufnimmt. Aber es können keineswegs alle umgebenden Reize wahrgenommen werden. Aus den rund zehn Millionen einzelnen Reizen, die im Durchschnitt pro Sekunde auf uns einwirken, wählen verschiedene, dem Kurzspeicher quasi vorgeschaltete Filter einen Bruchteil von ca. 15 Informationen pro Sekunde aus, die dann in den Kurzspeicher gelangen.

So unterliegt die Wahrnehmung der Vereinfachung, d.h., aus der Vielzahl der auf den Menschen einströmenden Reize werden nur wenige tatsächlich wahrgenommen. Gleichzeitig wird automatisch nach einem rationellen Organisationsprinzip gearbeitet. Das bedeutet, dass mit einem Minimum an Information ein Maximum an Überblick gewonnen werden kann.

Der Mensch reduziert die Möglichkeiten seiner Wahrnehmung auf ein für ihn erträgliches Maß. Er gliedert die Realität in viele Einzelteile und macht sie sich dadurch verständlich. Dieses Prinzip ist wichtige Voraussetzung für situationsgerechtes Handeln und Reagieren. Das bedeutet aber auch, dass in jedem Kopf eine Art Zensur stattfindet, die dem Individuum ihr spezielles Bild von der Welt verschafft, das eigentlich nur einen kleinen Ausschnitt darstellt.

Im Volksmund wird meist von den fünf Sinnen gesprochen. Damit ist die eingeschränkte, traditionelle Einteilung des Sinnessystems nach streng anatomischen Gesichtspunkten gemeint. In der Pflege wird sogar ein Zwölf-Sinne-Modell beschrieben. Die neuere Sinnesphysiologie gliedert die Wahrnehmungsbereiche differenzierter als in früheren Zeiten. Auf breiter Ebene hat sich heute eine Einteilung in die folgenden Wahrnehmungssysteme durchgesetzt:[11]

Sinnessystem	Erkenntnistätigkeit	Sinnesorgane
Visuelles System	Sehen	Augen
Auditives System	Hören	Ohren
Taktiles System	Tasten, Berühren	Haut, Hände, Mund
Olfaktorisches System	Riechen	Nase, Nasenhöhle
Gustatorisches System	Schmecken	Mund, Mundhöhle, Gaumen, Zunge
Kinästhetisches System	Bewegungsempfinden, Tiefensensibilität	Sehnen, Muskeln, Gelenke
Vestibuläres System	Gleichgewichtsregulation	Vestibulärapparat

Tab. 1

Obwohl die Wahrnehmung an sich automatisch funktioniert, ist ihre Qualität und Ausprägung abhängig von verschiedenen Faktoren wie Umwelt, Lebensalter, Training oder krankheitsbedingten Veränderungen.

Sich ändernde Lebensbedingungen mit fortschreitender Motorisierung und Technisierung der Umwelt lassen bewusste Körpererfahrungen und Erlebnisse mit allen Sinnen immer seltener zu. Schon im Kindesalter ist die Erlebniswelt begrenzt und diese Entwicklung setzt sich im Erwachsenenalter weiter fort.

Bei Menschen im höheren Lebensalter ist oft die Wahrnehmungsfähigkeit eingeschränkt oder fällt – z.B. auf Grund von Erkrankungen – in Teilbereichen ganz aus, wie die folgenden Beispiele zeigen.

Sehen:

- Die Anpassung des Auges an Dunkelheit ist bei älteren Menschen verzögert.
- Schätzungen zufolge benutzen ca. 40% der Älteren eine nicht optimal angepasste Brille.

Hören:

Unter den Erwachsenen sind ca. 20%, bezogen auf die über 65-Jährigen sogar 25%, hörgeschädigt. In Deutschland hätten – Schätzungen zufolge – ca. elf Millionen Menschen eine Hörhilfe nötig, aber nur rund 1,3 Millionen tragen eine solche.

Riechen:

- Die über 65-Jährigen haben zu ca. 60% ein Geruchsdefizit. In höheren Jahrgängen ist dies sogar noch weiter verbreitet; bei den über 80-Jährigen sind es bereits 80%.
- Die Erkennungsschwelle für viele Gerüche liegt bei über 65-jährigen Personen 2-5x höher als bei Jüngeren. Die Riechschwelle ist bei über 80-Jährigen im Durchschnitt sogar achtfach erhöht.

Schmecken:

Nach Schätzungen weist mehr als die Hälfte der 65-80-Jährigen bleibende Störungen der Geschmacksempfindung auf.

Tasten:

Das Tasten bzw. das Empfinden über die Haut bleibt beim gesunden Menschen zeitlebens erhalten.[12]

Wahrnehmungsstörungen können sowohl vorübergehend auftreten als auch dauerhaft. Sie entstehen z.B. bei:

- Extremem Reizmangel, z.B. durch sehr eintönige Umgebung.
- Schädigungen einzelner Sinnesorgane, d.h. Teilausfall oder bei völligem Ausfall.
- Hirnfunktionsstörungen bzw. Schädigungen des zentralen Nervensystems.
- Psychotischen Erkrankungen.
- Demenzen.
- usw.

Wahrnehmungsstörungen können sich im Denken und Fühlen ebenso ausdrücken wie im Sozialverhalten.

Gezieltes Training verbessert die Funktionsfähigkeit der Sinnesorgane.

Im Fall von Störungen oder Einschränkungen kann die Funktionsfähigkeit der Sinnesorgane grundsätzlich auf zwei Wegen ganz oder zumindest teilweise wiederhergestellt werden:

1. Durch Ersatzversorgung. Dabei wird eine verminderte Fähigkeit, z.B. schlechtes Sehen, durch eine äußere Hilfe – in diesem Fall eine gut angepasste Brille – verbessert.

2. Durch gezieltes Training der Reizaufnahme und -verarbeitung. Das bedeutet, dass die Sinnesorgane durch Üben in ihrer Funktionsfähigkeit gefördert werden.

Hier wird deutlich, wie wichtig Training vor allem im Sinn von Prävention ist, um Störungen oder Einschränkungen erst gar nicht auftreten zu lassen. Deshalb ist es notwendig, im Hinblick auf Fitness und Kompetenz ein Leben lang für reizvolle Umgebung und für regelmäßige Stimulation der Sinne zu sorgen. Das Gehirn ist von den Sinnesorganen regelrecht abhängig. Nur über sie kann der Reizkreislauf funktionieren und die Informationsverarbeitung erfolgen, die benötigt wird, um die Anforderungen des Alltags zu bewältigen.

Wahrnehmungstraining kann auf der einen Seite mehr oder weniger automatisch, also unspezifisch, erfolgen, durch ein hohes Maß an Aktivität, gepaart mit viel Interesse und Neugier. Wer häufig für Tapetenwechsel und Abwechslung sorgt, stimuliert seine Sinne mehr als jemand, der nur zu Hause bleibt, sich mit immer denselben Dingen beschäftigt und selten andere Umgebung auf sich wirken lässt. Wer viele Kontakte hat, muss sich regelmäßig mit anderen Menschen auseinander setzen und erhält dabei wie von selbst immer wieder neue Anregungen.

Ein gezieltes Training kann z.B. erfolgen, indem alltägliche Wahrnehmungsvorgänge bewusst gestört und damit erschwert werden. So lässt sich etwa das Lesen schwieriger gestalten durch Verschmieren der Brillengläser mit Fett oder durch ständiges Drehen des Papiers. Mit Watte verstopfte Ohren erschweren das Hören und trainieren so die akustische Wahrnehmung. Und mit Handschuhen bekleidete Finger haben beim Tasten mehr Schwierigkeiten als nackte. Ein solches Training sollte ab und zu über kurze Zeiträume durchgeführt werden.

Regelmäßiges Training der Wahrnehmung bei Veranstaltungen, wie unter den Praxisthemen beschrieben, bietet eine gute Möglichkeit, um Körperbewusstsein zu entwickeln und Ideen für eine sinnvolle Umgebungsgestaltung auszutauschen.

Die visuelle und die auditive Wahrnehmung wird zwangsläufig bei allen Gruppenaktivitäten angeregt. Das Zeigen und das sprachliche Erläutern von Übungen seitens der Gruppenleitung wirkt immer auf diese beiden

Wahrnehmungssysteme. Zusätzlich können aber bewusst Reize in diesen Bereichen gesetzt werden. Gezieltes Konzentrieren der Aufmerksamkeit mal auf den einen, mal auf den anderen Bereich, weckt bei den Teilnehmerinnen das Bewusstsein für die Bedeutung eines Sinnestrainings. Herumschauen im Raum und nach Gegenständen oder Personen suchen, die bestimmte Kriterien erfüllen – alles Runde, alles Blaue, alle Brillenträgerinnen ... – oder bei geschlossenen Augen Alltagsgeräusche erkennen und einordnen, das sind sehr einfache, aber wirkungsvolle Beispiele. Das Geräuschememory unter dem Thema *Paare* (Kap. 3.9) ist eine weitere Möglichkeit, sich auf das akustische System zu konzentrieren.

Die taktile Wahrnehmung wird ebenfalls durch zahlreiche der aufgeführten Übungen gefördert, z.B. durch das Ertasten von Gegenständen in Beuteln oder unter Tüchern mit Händen oder Füßen.

Das olfaktorische Wahrnehmungssystem steht bei Gruppenaktivitäten, insbesondere bei solchen mit einem Schwerpunkt auf der Bewegung, eher selten im Mittelpunkt. Dennoch sollte es ab und zu ganz bewusst angesprochen werden. Das Riechen an bestimmten Aromen, verbunden mit Erkennungs- und Merkaufgaben, stellt eine Möglichkeit dar. Auch in freier Natur kann das bewusste Wahrnehmen von Gerüchen, z.B. frisch gemähtes Gras, Wald oder Pilze usw. ein völlig neues Sinneserlebnis sein.

In den Gruppenstunden selbst spielt das Schmecken ebenso eine untergeordnete Rolle. Zwar lässt sich bei entsprechenden Themen das eine oder andere einbauen – z.B. könnte beim Thema *Wandern* (Kap. 3.14) das Stationstraining eine Übung enthalten, bei der in der Wanderpause mit verbundenen Augen Lebensmittel erkannt werden sollen – aber meistens muss das Training des gustatorischen Systems auf Aktivitäten außerhalb der offiziellen Stunden verschoben werden. Dies kann aber zur Durchführung von geselligen Veranstaltungen anregen und damit wieder für Abwechslung sorgen, möglichst von den Teilnehmerinnen selbst organisiert. Bei gezielten Übungen sollte darauf geachtet werden, dass die vier von den Geschmacksnerven unterscheidbaren Grundqualitäten süß, sauer, salzig und bitter in den Proben enthalten sind.

Das kinästhetische System wird bei zahlreichen Bewegungsübungen angesprochen. Unter anderem ist in dem Praxisthema *Puppen* (Kap. 3.11) eine Reihe von Beispielen zu finden, bei denen es um das Bewegungsempfinden geht. Bewegung und Bewegungswiderstand, die Stellung der Glieder zueinander und die Position des Körpers im Raum können – ebenso wie ganze Bewegungsabläufe – bewusst wahrgenommen oder unbewusst registriert werden. Hier zum bewussten Wahrnehmen zu animieren, ist wichtige Aufgabe der Gruppenleitung bei der Gestaltung der Stunden. Bei geschlossenen Augen z.B. erlebt der Mensch zunächst einen völligen Verlust der Lagewahrnehmung im Raum und er muss durch Sensibilisierung anderer Sinne seinen Körper wahrnehmen.

Für den Vestibulärapparat lassen sich zu beinahe allen Themen Bewegungsübungen einbauen. Das Balancieren über Taue oder Linien ist nur ein Beispiel dafür. Zahlreiche Übungen erfordern eine gezielte Regulation des Gleichgewichts und sprechen damit die Wahrnehmung in diesem Bereich an. Das Beschleunigen und das Verzögern von Bewegungen stimuliert ebenfalls das Vestibulärsystem. Bei solchen Übungen wird bereits deutlich, welche Bedeutung die Wahrnehmung außerdem für die koordinativen Fähigkeiten besitzt.

Die beschriebenen Beispiele in den Übungsstunden sollten immer bewusst genutzt werden als Anregungen für eigenständiges Training der Teilnehmerinnen im Alltag. Regelmäßiger Erfahrungsaustausch sollte dazu ermuntern, Routinetätigkeiten im Alltag zu durchbrechen, ihnen immer neue Wendungen zu geben und neue Aspekte abzugewinnen. Lawrence C. KATZ, amerikanischer Neurobiologe, propagiert diese Idee unter dem Stichwort *Neurobics.* Dabei geht es vor allem darum, die Welt mit allen Sinnen zu erfassen und sich nicht ausschließlich auf das Sehen und das Hören zu beschränken. Die zum Teil bestechend einfachen, aber wirkungsvollen Übungen lassen sich problemlos in den Alltag integrieren, benötigen kaum zusätzliche Zeit, über die ja ohnehin niemand verfügt.

Er bezeichnet das tägliche Leben als „Sporthalle des neurobischen Gehirns" und wirbt damit dafür, das Gehirn herauszufordern, indem bei Alltagstätigkeiten die normalerweise seltener gebrauchten Sinne wie Tasten, Riechen und Schmecken eine wichtigere Rolle übernehmen. Vom Duschen mit geschlossenen Augen über das Frühstücken mit Ohrstöpseln bis hin zum Baden mit Düften und Aromen als eine Sinfonie der Sinne reichen seine Vorschläge zur effektiven und immer wieder anderen Gestaltung des Alltags.[13]

Solche Ideen lassen sich leicht umsetzen, um die tägliche Routine zu durchbrechen. Wichtig dabei aber ist vor allem der anschließende Erfahrungsaustausch in der Gruppe, zu dem die Gruppenleitung stets ermuntern sollte. Auf diese Weise machen die Veränderungen dann auch noch Spaß.

1.3 Koordination – eine komplexe Fähigkeit

In enger Verbindung mit der Wahrnehmungsfähigkeit steht das *Bewegungsverhalten*. Um Aktivität und Mobilität zu realisieren, Handlungen auszuführen und sich fortzubewegen, ist Bewegung, sind Bewegungsabläufe, erforderlich. Dabei setzt sich jede scheinbar einfache Bewegung aus einem Komplex von Einzelaktionen und deren Koordination zusammen. Im Sport wird unter *Koordination* das harmonische Zusammenspiel mehrerer Muskeln im Sinn der Synergie, gesteuert von verschiedenen Zentren im Gehirn, zur Ausführung einer komplexen Bewegung verstanden. Das heißt, es geht um das geordnete Zusammenwirken von Zentralnervensystem und Skelettmuskulatur bei der Ausführung einer Bewegung.

Trotz vieler unterschiedlicher Definitionen von Koordination ist allen gemeinsam die Grundauffassung, dass es sich um eine komplexe motorische Fähigkeit handelt, die von der Qualität der Informationsaufnahme und der Informationsverarbeitung abhängig ist. Die koordinative Leistungsfähigkeit äußert sich vor allem in der Bewältigung komplexer, variabler und schneller Bewegungshandlungen.

Der Begriff *koordinative Fähigkeiten* löst heute weit gehend die früher mehr verbreiteten Bezeichnungen *Geschicklichkeit/Gewandtheit* ab. Es wird von koordinativen Fähigkeiten im Plural gesprochen, denn es handelt sich um eine komplexe Fähigkeit, die sich aus vielen Teilfähigkeiten zusammensetzt. Dies sind: [14]

- **Orientierungsfähigkeit:** Das bedeutet, die Position und Bewegung des Körpers in Raum und Zeit zu bestimmen und zu verändern; die Fähigkeit der an Raum und Zeit orientierten Bewegungssteuerung. Einbezogen ist die Möglichkeit der Bewegungsantizipation [Bewegungsvorwegnahme].
  Es handelt sich um Wahrnehmung im Raum (horizontal, vertikal, sagittal) mit gleichzeitiger Kontrolle der eigenen Bewegung. Gute Ballspie-

lerinnen verfügen über eine sehr gute räumliche Orientierungsfähigkeit, denn sie müssen unter Zeitdruck sehr schnell erkennen, wo sich Mitspielerinnen oder Gegenspielerinnen im Moment befinden und wohin sie sich bewegen, um für sich selbst die optimale Bewegungsrichtung zu finden. Beim Fangen von Bällen müssen sie außerdem über eine ausgeprägte Antizipationsfähigkeit verfügen.

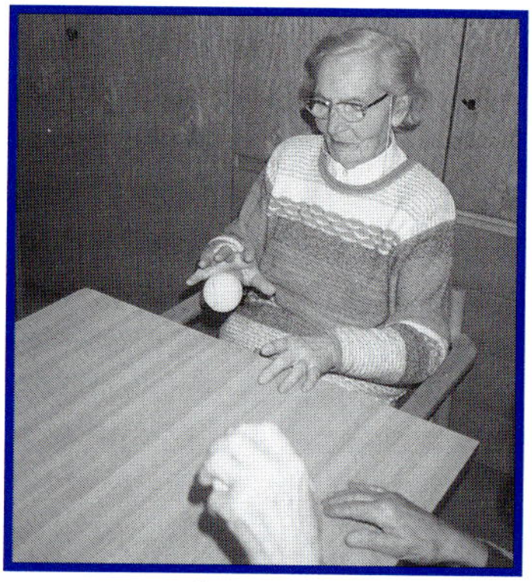

- **Differenzierungsfähigkeit:** Hier geht es um die Ökonomie und Genauigkeit von Teilkörperbewegungen und eine exakte Feinabstimmung des Krafteinsatzes der Muskulatur während des Bewegungsvollzugs. Die Differenzierungsfähigkeit wird auch als **Bewegungsgefühl** bezeichnet, bei der das gezielte Einsetzen der eigenen Kraft im Mittelpunkt steht. Dazu müssen Spannungs- und Dehnungsveränderungen in Muskeln, Sehnen und Gelenken wahrgenommen werden, um Bewegungen bewusst steuern zu können. Die Geschicklichkeit im Sinn von Feinkoordination bzw. bewusste Feinabstimmung von Fuß-, Hand- und Kopfbewegungen ist ein weiterer Aspekt.

- **Gleichgewichtsfähigkeit:** Sie lässt den Menschen seinen Körper im Stand, also statisch, im Gleichgewicht halten oder während und nach Bewegungen, also dynamisch, das Gleichgewicht wiederherstellen. Es wird auch von **stabilem (statisch)** und **labilem (dynamisch)** Gleichgewicht gesprochen. Die Fähigkeit ergibt sich aus gelungenem Zusammenspiel von vestibulärem, kinästhetischem und taktilem System.
  Das Balancieren, auch in verschiedenen Höhen, erfordert ebenso eine gute Gleichgewichtsfähigkeit wie Drehungen um die Körperlängsachse oder schnelle Richtungswechsel.

- **Reaktionsfähigkeit:** Dabei wird in Folge eines z.B. optischen, akustischen oder taktilen Reizes möglichst schnell mit einer zweckmäßigen Bewegung reagiert. Es wird zwischen Einfachreaktionen, bei denen nur ein Signal im Spiel ist, und Auswahlreaktionen, bei denen auf unterschiedliche Reize mit verschiedenen Bewegungen reagiert wird, unterschieden.

- **Rhythmisierungsfähigkeit:** Hier geht es um das Erfassen und Nachvollziehen von dynamischen Bewegungsverläufen, Bewegungen nach einem vorgegebenen Rhythmus auszuführen. Dazu gehört auch, Akzente in einer Bewegung zu setzen und Bewegungsabläufe rhythmisch zu gliedern. Bewegungsbegleitung wie Musik oder körpereigene Geräusche kann ein solches Training unterstützen.

- **Kopplungsfähigkeit:** Mit ihrer Hilfe werden Teilkörperbewegungen und Einzelbewegungen in ein räumliches, zeitliches und dynamisches Zusammenspiel gebracht und zu einer Gesamtkörperbewegung im Hinblick auf die Lösung einer Bewegungsaufgabe verbunden.

- **Umstellungsfähigkeit:** Hier geht es um die Anpassung von Handlungen an sich ändernde Situationen und Gegebenheiten. Eine geplante oder bereits begonnene Bewegung bzw. Handlung wird bei sich ändernden Gegebenheiten in anderer Weise fortgesetzt.

Im Zusammenhang mit Körperhaltung und Bewegungssteuerung rückt in neuerer Zeit ein weiterer Begriff zunehmend ins Blickfeld – die *Propriozeption.* Sie ist ein Teilaspekt der Koordination und kommt vor allem bei Gleichgewichtsübungen zum Tragen, bei denen eine bewusste Muskelanspannung zum Halten der Balance nicht mehr ausreicht. Bei der Propriozeption werden die über die Wahrnehmungsorgane – die Rezeptoren – aufgenommenen Reize über Nervenbahnen dem Zentralnervensystem zugeleitet.

In Sehnen, Muskeln und Gelenken sitzen die so genannten *Propriozeptoren,* die die Eigenwahrnehmung vermitteln und Bestandteil der Tiefensensibilität sind. Sie sagen dem Menschen, wie viel Kraft eingesetzt wird, welche räumlichen Veränderungen erfolgen und wie was bewegt wird.

Von Propriozeption wird dann gesprochen, wenn durch Wahrnehmungen (Rezeptionen) von außen Handlungen ausgelöst werden, die
- die Haltung stabilisieren.
- einen Bewegungsablauf ökonomisieren.
- über neuromuskuläre Bahnen neue Haltungs- und Bewegungsmuster schaffen.

Die Rezeptoren selbst sind in ihrer Fähigkeit, Informationen aufzunehmen, nicht trainierbar. Die Reizübermittlung aber ist sehr wohl beeinflussbar durch entsprechendes Üben. Sie funktioniert nur dann schnell und exakt, wenn die Kontaktstellen der Zellen untereinander *(Synapsen)* vorhanden sind und ständig genutzt werden.

Die Propriozeption greift vor allem dann regulierend ein, wenn Störungen von außen auftreten, z.B. beim Stolpern. Um eine solche Störung des Gleichgewichts schnellstmöglich kompensieren zu können, muss das inter- und intramuskuläre Zusammenspiel optimiert werden. Es geht also vor allem darum, Alltagsbewegungen sicher zu gestalten.

Zum Training der Propriozeption eignen sich vorrangig Bewegungsübungen auf instabilem Untergrund (z.B. Kippbretter, Therapiekreisel, Aerostepps, Weichböden, Trampolin ...), der quasi eine neuronale Dauerbeanspruchung auslöst. Durch die bewegliche Unterlage kommt es zu einer überraschenden Veränderung der Gleichgewichtslage, die dann sofort korrigiert werden muss.

Die Entwicklung der koordinativen Fähigkeiten erfolgt im Lebenslauf durch Bewegungserfahrung und motorisches Lernen. Dabei spielen Sozialisationsprozesse, insbesondere die *Bewegungssozialisation*, eine bedeutende Rolle.

Mit fortschreitendem Lebensalter lässt im normalen Alternsverlauf ohne gezieltes Training die koordinative Leistungsfähigkeit nach. Aber durch Training kann sie im Wesentlichen erhalten, im Einzelfall sogar erheblich verbessert werden. Doch durch ihre Komplexität ist die Koordination – anders als andere konditionelle Fähigkeiten – nicht in ihrer Gesamtheit messbar. Umso wichtiger sind die Eigenbeobachtung und das Wahrnehmen von Veränderungen.

Ein Training der motorischen Koordination ist immer gleichzeitig auch ein geistiges Training, denn die verschiedenen Wahrnehmungssysteme mit den Sinnesorganen sind daran ebenso beteiligt wie das gesamte zentrale Nervensystem. Eine gute Koordination wird tagtäglich in einer Vielzahl von Alltagssituationen benötigt. Vom Entwicklungsniveau der Koordination hängt u.a. die Bewegungssicherheit des Menschen ab. Gute koordinative Fähigkeiten können ein Gefühl der Selbstsicherheit vermitteln und sich positiv auf Wohlbefinden und Selbstbewusstsein auswirken. Wer eine gute

Umstellungsfähigkeit hat und schnell reagieren kann, reduziert gleichzeitig die Gefahr von Unfällen. Eine gute Koordination entlastet auch Organsysteme, vor allem Herz und Kreislauf. Je besser die Bewegungskoordination eines Menschen, desto weniger Kraft und Ausdauer muss er für die Bewegungsausführung aufwenden. Umgekehrt kann bei gravierenden koordinativen Leistungsminderungen der Alltag intensiv beeinträchtigt werden.

Es lohnt sich also, Körper und Geist gezielt zu trainieren. In jeder Themeneinheit sind auch Übungen zum Training koordinativer Fähigkeiten enthalten. Bei der Komposition der Einheiten sollte immer darauf geachtet werden, dass mindestens eine entsprechende Übung aus dem Baukastensystem entnommen wird.

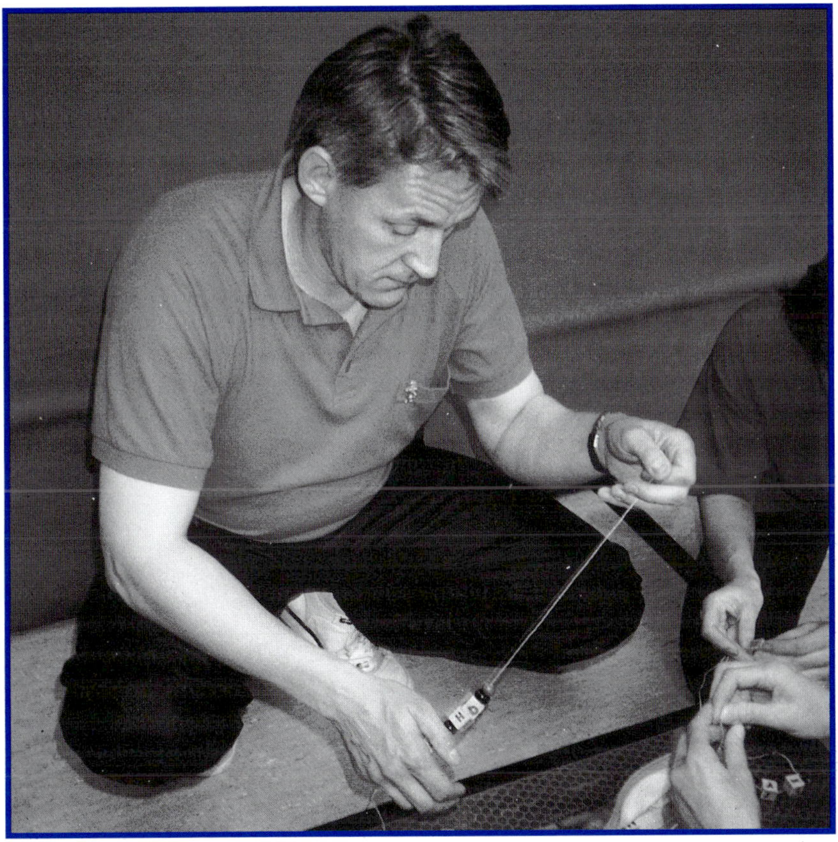

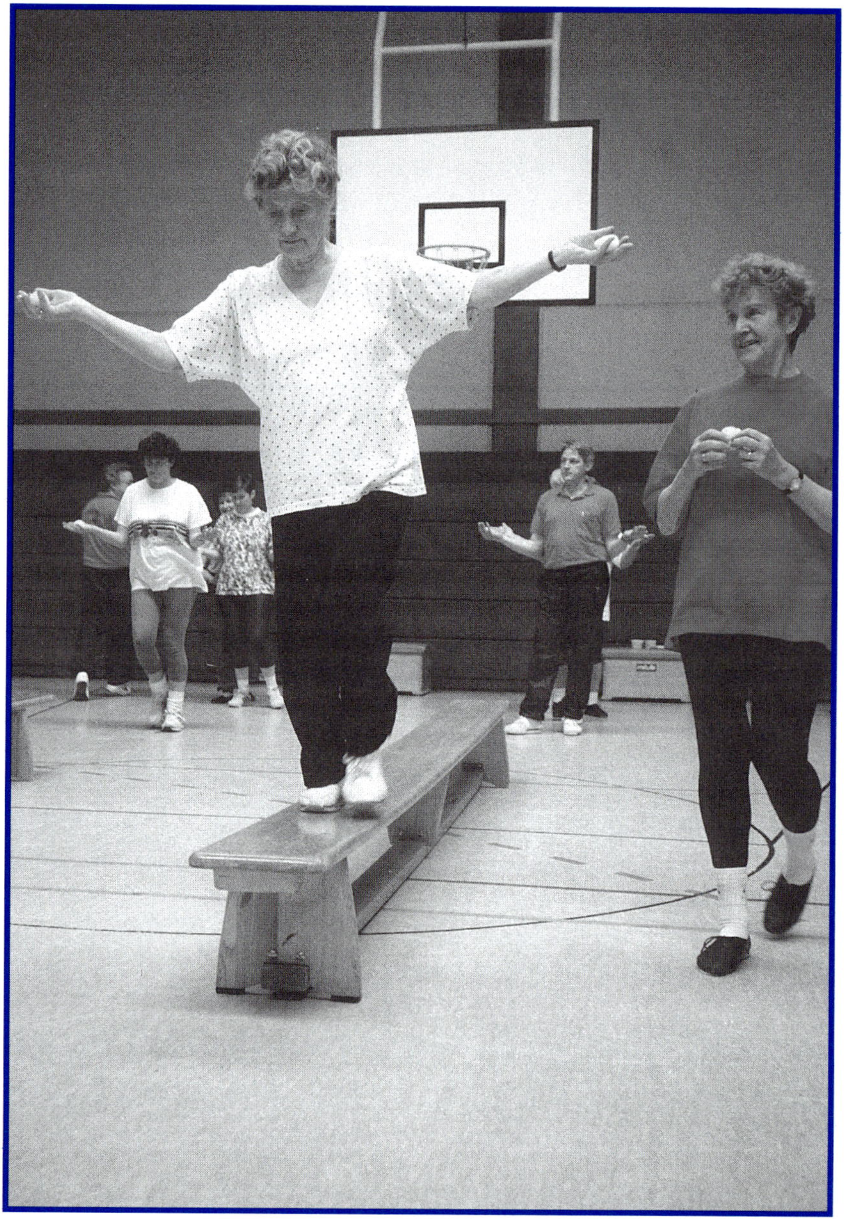

2 Planen und Umsetzen

Im Folgenden werden einige Grundsätze dargestellt, die die Gruppenleiterinnen bei der Gestaltung ihrer Stunden berücksichtigen sollten. Es empfiehlt sich, sich zu Beginn des Arbeitens nach dem vorgestellten Konzept gründlich mit den Aspekten der Planung und Umsetzung zu beschäftigen. Später – mit einiger Erfahrung – werden routinierte Gruppenleiterinnen die Regeln modifizieren, ergänzen oder durch eigene Festlegungen ersetzen.

2.1 Die Gruppen

Die in diesem Buch vorgestellten Aktivitäten richten sich an Gruppen. Zwar können einzelne Aktivitäten durchaus auch allein durchgeführt werden, aber im Wesentlichen geht das Konzept von Angeboten an Gruppen aus. Die Aktivitäten richten sich an Erwachsene im mittleren und fortgeschrittenen Alter. Das genaue chronologische bzw. kalendarische Alter der Teilnehmerinnen spielt eine eher untergeordnete Rolle, zumal dies relativ wenig aussagt über deren funktionales Alter.

Die Personenzahl ist stark abhängig vom Einsatzgebiet der Praxisthemen und von der Zusammenstellung der Aktivitäten. So kann bei fitten und gut trainierten Menschen z.B. im Sportverein auch mit 20 Personen noch sinnvoll geübt werden (obwohl auch hier kleinere Gruppen meist effektiver sind), während bei körperlich und geistig weniger Mobilen im Altenpflegeheim eher mit 4-6 Personen in einer Kleingruppe gearbeitet werden sollte.

Ideal ist im Durchschnitt eine Anzahl von ca. zehn Personen. In dieser Größenordnung ist gewährleistet, dass alle noch miteinander direkt kommunizieren können.

Die Bedeutung der Kommunikation sollte auf keinen Fall unterschätzt werden. Sie ist wichtiger stimulierender Faktor. Ein Einzeltraining ist zwar an manchen Stellen gezielter, aber Aspekte wie Spaß, Motivation und Interaktion, die in der Gruppe sehr stark zum Tragen kommen, können dies meist wieder ausgleichen. Die Gruppe trainiert die Gemeinschaftsfähigkeit, weckt Verantwortungsgefühl, schafft Verbindlichkeit und hilft so mancher Teilnehmerin, beim Umsetzen von guten Vorsätzen das nötige Durchhaltevermögen aufzubringen.

Da bei den Aktivitäten sehr unterschiedliche körperliche und geistige Fähigkeiten gefordert sind, ist es kaum möglich, homogene Gruppen zu bilden. Dies muss aber kein Nachteil sein, sondern kann – im Gegenteil – von der Gruppenleitung gezielt für positive Erfahrungen eingesetzt werden. Es wird kaum Teilnehmerinnen geben, die ein in allen Bereichen gleiches Leistungsniveau erreichen. So ist es für alle eine wichtige Erfahrung, festzustellen, dass im einen Bereich Stärken liegen, im anderen eher Schwierigkeiten bestehen.

Bei verschiedenen Übungen wird mal die eine und mal der andere die Nase vorn haben, auch wenn es ausdrücklich nicht um Wettbewerb geht. Heterogene Gruppen haben den Vorteil, dass soziale Fähigkeiten mehr gefordert sind, dass gegenseitige Wertschätzung und Unterstützung bedeutende Werte werden.

Die themenorientierten Trainingseinheiten sollten – um Wirkungen für die Teilnehmenden spürbar zu machen – möglichst in einem regelmäßigen Rhythmus stattfinden, z.B. wöchentlich, 14-tägig oder monatlich. In dieser Weise sind sie strukturierender und motivierender Faktor. Spürbare Erfolge werden sich vor allem dann einstellen, wenn es gelingt, die Gruppenmitglieder darüber hinaus zu einem eigenständigen Training zu Hause anzuregen, für das bereits wenige Minuten täglich ausreichen.

Der Rhythmus der Gruppentreffen ist abhängig vom Gruppencharakter. Es kann sich um bereits bestehende Gruppen handeln, die sich gewöhnlich in anderen Zusammenhängen und mit anderem Ziel treffen – etwa eine Gruppe, die einen Mannschaftssport betreibt. In solcher Konstellation ist das geistige Training eine zusätzliche Aktivität im Sinn eines Ergänzungsangebots.

Ebenso kann eine Gruppe von Besucherinnen einer Altentagespflegestätte, die täglich zusammenkommt, jeweils einen bestimmten Wochentag solchen Aktivitäten widmen. Eine weitere Möglichkeit ist, ein themenorientiertes Training für Körper und Kopf als Highlight bei besonderen Anlässen im Rahmen spezieller Sonderveranstaltungen anzubieten – beim Vereinsfest, zum Bildungswochenende, in der Kulturwoche ...

Es kann aber auch eine Gruppe speziell für geistiges und körperliches Training gebildet werden, z.B. wenn nach der Teilnahme an einem Kurs für Gehirntraining bei Kursende eine Reihe von Teilnehmerinnen regelmäßig weiterhin üben möchte. Auch im Sinn eines offenen Treffs, z.B. als *Gripstreff*, können Gruppen regelmäßig oder sporadisch zusammenkommen, um gemeinsam zu trainieren.

2.2 Die Themenorientierung

Die Orientierung von Angeboten zum körperlichen oder geistigen Training an jeweils einem ausgewählten Thema ist für die meisten Gruppenleiterinnen noch immer eher ungewöhnlich. Dennoch gibt es eine Reihe von Argumenten, sich für die Gestaltung von Gruppenstunden ein Thema zu suchen.

Für die Gruppenleitung bedeutet ein Thema –, wie z.B. die in diesem Buch dargestellten 15 Praxisthemen – einen roten Faden für die Planung und Vorbereitung. Ein Thema gibt die Richtschnur und hilft, der Gefahr einer nur spontanen Gestaltung von Stunden entgegenzuwirken. Spontaneität ist zwar in einzelnen Situationen sinnvoll, aber bei der Programmzusammenstellung im Sinn eines auf lange Sicht wirkungsvollen Trainings eher zu vermeiden.

Üben lässt sich in keinem Bereich vermeiden. Weder körperliche noch geistige Fähigkeiten lassen sich spürbar verbessern, wenn nicht regelmäßig trainiert wird. Aber üben heißt auch wiederholen und Wiederholung wird von den Teilnehmenden oft als langweilig empfunden. Hier hilft das Thema, immer wieder gleiche oder ähnliche Übungen in jeweils andere Zusammenhänge zu bringen, sie damit für die Teilnehmenden neu und interessant zu gestalten.

Wiederholung wird auf diese Weise oft überhaupt nicht als solche empfunden bzw. es werden ihr die negativen Begleiterscheinungen genommen. So tauchen in den Praxisbeispielen dieses Buches bewusst immer wieder ähnliche Übungen auf – jeweils angepasst an ein bestimmtes Thema.

Wiederholung und Übertragung von Übungen auf immer wieder andere Zusammenhänge und andere Themen ist sinnvoll und erwünscht. So kann z.B. das *Wollknäuelspiel*, das unter dem Praxisthema *Netze* (Kap. 3.8) dargestellt wird, ohne Probleme – gegebenenfalls modifiziert – auch bei der Gestaltung einer Gruppenstunde zum Thema *Garn* (3.3) eingebracht werden.

Bei den im Buch vorgestellten Praxisthemen sind bewusst zwei Elemente eingebaut, die regelmäßig erscheinen: das *Denk-Werkstatt®-Spiel*, das unter jedem Thema eingebaut ist und das *Kartenspiel Nousknacker 1 (Kopiervorlage s. Anhang S. 168)*, das in immer wechselnden Varianten bei fast allen Themen zum Einsatz kommt. Beides soll zum Wiederholen und Üben animieren.

Bei regelmäßig stattfindenden Angeboten ist es für die Gruppenleitung sinnvoll, über jede Stunde ein kurzes Protokoll anzufertigen, um die Langzeitplanung zu erleichtern *(Kopiervorlage, s. Anhang S.169)*. Dabei ist ein Thema äußerst hilfreich. Gleichzeitig lässt sich sehr gut vorausplanen, denn jede Idee für ein neues Thema kann sofort gezielt notiert und auf die Planungsliste gesetzt werden.

Sind die Themen schon für längere Zeit im Voraus festgelegt, so kann die Gruppenleiterin bereits im Alltag die Augen offen halten und gezielt auf Anschauungsmaterial und Übungsideen achten. Ist z.B. in nächster Zeit geplant, das Thema *Flaschen* (Kap. 3.2) zu behandeln, so kann die Gruppenleiterin bereits im Vorfeld nebenbei im Alltag Material sammeln und braucht anschließend für die konkrete Vorbereitung deutlich weniger Zeit aufzuwenden. Interessante Flaschen aus unterschiedlichen Materialien, ein kurzer Text – eine Geschichte, ein Gedicht, ein Artikel – der vielleicht zufällig in einer Zeitung abgedruckt ist und unter anderen Umständen überhaupt nicht wahrgenommen würde, Ideen bei Gesprächen im Alltag usw. können gesammelt und sofort zugeordnet werden. Auf diese Weise geht der Stoff nicht so schnell aus.

Der Umgang mit einem Thema regt die Gruppe mehr oder weniger automatisch zum Gespräch an. Es wird einfacher, alle einzubeziehen, Anstöße zur Kommunikation zu geben, Interesse zu wecken. Selbstverständlich können die Teilnehmenden auch selbst Vorschläge für Themen einbringen. Das hat den positiven Nebeneffekt, dass manche sich auch im Alltag für mehr Dinge interessieren, vieles bewusster aufnehmen, um mitreden bzw. Anregungen für künftige Themen geben zu können.

Das Thema kommt außerdem dem Bedürfnis Erwachsener, insbesondere älterer Menschen, nach Sinnzusammenhängen entgegen. Sie lernen leichter und motivierter, wenn der Stoff in Sinnzusammenhängen vermittelt wird.

Das Umgehen mit einem konkreten Thema gibt bei pflegebedürftigen alten Menschen den Teilnehmenden ein Stück Kompetenzgefühl. Es nimmt den Aktivitäten den Charakter von Therapie und bloßer Beschäftigung, die nicht von allen gewollt und auch nicht überall sinnvoll sind.

Bei der Auswahl der Themen sollte darauf geachtet werden, dass sie dem Alltag entnommen sind. Dies ist wichtig, damit wirklich alle Teilnehmenden sich einbringen können. Für die Gruppenleitung erfordert es anfangs vielleicht etwas Übung, um über die in diesem Buch vorgestellten Beispiele hinaus eigene Themen zu finden. Aber mit etwas Erfahrung ergeben sich die Themen beinahe von selbst – beim Zeitunglesen, beim Einkaufen, im Gespräch mit Bekannten usw. Die Bandbreite an Möglichkeiten ist schier unerschöpflich. Quer durch das Alphabet, sind Hunderte von Themen möglich – *Auto, Bahnhof, Chroniken, Dörfer, Einkaufen, Fahrrad, Gartenzwerge* ... bis zu *Wetter* oder *Zoo*. Oft ist es ein Stichwort, ein Bild oder ein Ereignis, das einen auf die Spur zu einer neuen Themenidee bringt. Für Gruppenleiterinnen, die regelmäßig und häufig mit Themenorientierung arbeiten, lohnt es sich, eine alphabetische Themenkartei anzulegen. Dort können sie dann alle Ideen und Stichworte sammeln, die zu einem Zeitpunkt auftauchen, an dem sie nicht sofort verarbeitet werden können.

Die 15 in diesem Buch aufgeführten Praxisthemen sind also nur Beispiele, die zunächst so angewandt werden können und gleichzeitig dazu anregen sollen, viele weitere selbst zu entwickeln.

Das Festlegen der Themen für die einzelnen Einheiten muss selbstverständlich nicht immer von der Leitung ausgehen, sondern kann sehr gut gemeinsam in der Gruppe erfolgen. Dazu sollte die Gruppe allerdings bereits ein wenig Erfahrung mit dem themenorientierten Arbeiten mitbringen.

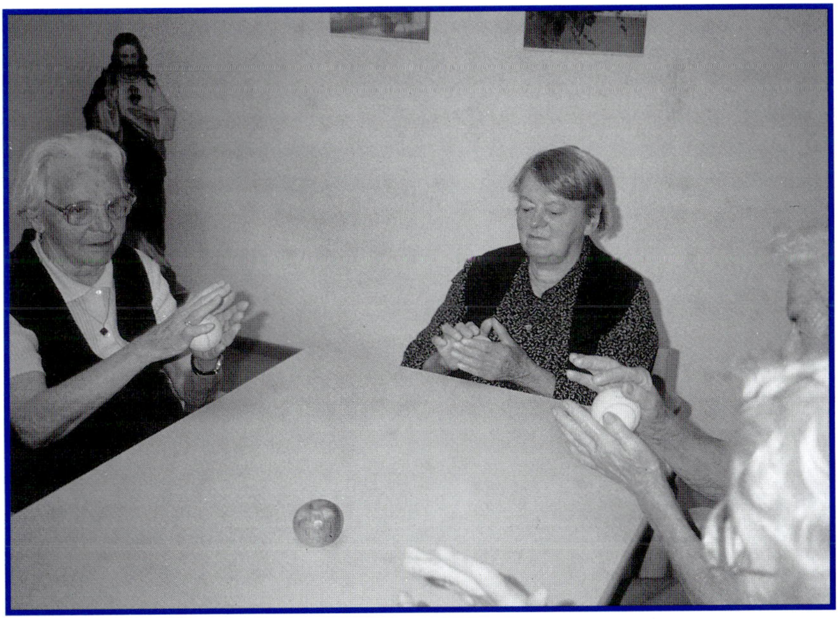

2.3 Das Baukastensystem

Bei den in diesem Buch beschriebenen Praxisthemen handelt es sich ausdrücklich **nicht** um Stundenbilder. Im Sinn eines Baukastensystems sind von der Gruppenleitung jeweils einzelne Elemente zu entnehmen und zu einem an die Gruppe angepassten Programm zusammenzustellen.

> **!** Die Zusammenstellung ist abhängig von mehreren Faktoren, u.a.:
> - Leistungsniveau(s) der Teilnehmenden
> - Gruppengröße
> - Zeitrahmen
> - Räumlichkeit, Platz.

Es empfiehlt sich, auf lange Sicht eine weit gehend gleich bleibende Struktur der Gruppenstunden zu finden. Das hilft sowohl der Gruppenleiterin bei der Komposition der Stunden als auch den Teilnehmenden bei der Orientierung im Programm. So kann z.B. immer eine Bewegungsübung am Anfang stehen bei jedem Treffen, gefolgt von einer Übung zum Training der Informations-Verarbeitungs-Geschwindigkeit. Daran könnte sich die Brainstorming-Phase anschließen und als Nächstes die Merkspanne geübt werden. Den Abschluss könnte immer ein Spiel oder ein Lied bilden. Selbstverständlich ist dies nur eine Möglichkeit. Die Folge kann auch völlig anders aussehen. Aber eine erkennbar gleiche Struktur sollte jeder Stunde den Rahmen geben.

Es lassen sich nicht alle Übungen immer eindeutig einem einzigen Trainingsschwerpunkt – etwa der Informations-Verarbeitungs-Geschwindigkeit – zuordnen, sondern es handelt sich vielfach um kombinierte Übungen, die in mehreren Bereichen wirken.

> **!** Dennoch sollte darauf geachtet werden, dass das Stundenprogramm bestimmte Kriterien erfüllt. Jede Stunde enthält
> - mindestens eine Bewegungsübung.
> - mindestens eine Übung zum Training der Informations-Verarbeitungs-Geschwindigkeit.
> - mindestens eine Übung zum Training der Merkspanne.
> - eine Brainstorming-Phase, bei der die Gruppe Ideen zum Thema sammelt.
> - den Einsatz von themenbezogenem Anschauungsmaterial.
> - sowohl Übungen, die einzeln auszuführen sind als auch solche, die zu Paaren oder in der gesamten Gruppe gemeinsam durchgeführt werden.

Dabei ist es selbstverständlich möglich, dass eine Übung mehrere Kriterien gleichzeitig erfüllt, z.B. kann eine Bewegungsübung gleichzeitig die Informations-Verarbeitungs-Geschwindigkeit trainieren und die Bildung von Paaren erfordern.

Außer den oben genannten Kriterien ist es sinnvoll, darauf zu achten, dass – sofern vorhanden – die *Nousknacker-Karten* regelmäßig in fast jeder Stunde eingesetzt werden. Gleiches gilt für das *Denk-Werkstatt®-Spiel*. Der wiederholte Einsatz solcher Elemente trägt zur Ritualisierung bei und unterstützt auch das Entwickeln ähnlicher Rituale der Teilnehmenden in deren Alltag.

2.4 Die Rahmenbedingungen

Als Rahmenbedingungen sind vor allem drei Faktoren zu beachten: !

- Der Zeitrahmen.
- Die Räumlichkeit und deren Ausstattung.
- Die Kleidung der Teilnehmenden.

Die *Zeitrahmen* hängt eng mit der Zielgruppe zusammen. Bei gesunden, geistig und körperlich durchschnittlich trainierten Erwachsenen sind Trainingseinheiten von 90 Minuten sinnvoll und empfehlenswert. Verkürzungen sind – abhängig von Gruppe und Anlass – selbstverständlich möglich.

So kann es manchmal sinnvoll sein, lieber zwei kleinere Gruppen zu bilden, die jeweils 45 Minuten üben, als ein 90-minütiges Training in einer Großgruppe durchzuführen, in der nicht alle zum Zug kommen. Sind Konzentrationsfähigkeit und allgemeine Belastbarkeit der Gruppe für eineinhalb Stunden nicht ausreichend, so kann das richtige Maß bei 60 Minuten liegen. Auch kürzere Einheiten von nur 30 Minuten Dauer sind möglich.

Selbst kurze Aktivierungseinheiten von 10-15 Minuten – wie in der Altenpflege zunehmend verbreitet – machen Sinn, vor allem, wenn sie täglich durchgeführt werden.

So sollte die Gruppenleiterin den Zeitrahmen sehr genau an ihre Gruppe und an die Rahmenbedingungen anpassen. So sind kurze Einheiten nur dann sinnvoll, wenn die Teilnehmenden am Veranstaltungsort leben oder sich tagsüber dort aufhalten, also keine Wegezeiten entstehen. Dies gilt z.B. für Angebote in der Altenpflege. Dagegen wird eine mobile Gruppe

Erwachsener im Turnverein in der Regel kaum bereit sein, sich für eine Veranstaltungsdauer von unter einer Stunde überhaupt auf den Weg zu machen.

Wichtig für die Effektivität des Trainings ist nicht in erster Linie die Dauer der einzelnen Veranstaltungen, sondern vor allen Dingen die Regelmäßigkeit. Ideal ist natürlich ein tägliches Training, das aber als ambulantes Angebot kaum zu realisieren ist. Günstig ist ein wöchentlicher Rhythmus, aber auch 14-tägige oder monatliche Treffen sind möglich.

Die Größe der *Räumlichkeit,* in der die Veranstaltungen stattfinden können, hängt von der Anzahl der Teilnehmenden und von deren Mobilität ab. Wichtig ist, dass alle wenigstens über ein Mindestmaß an Bewegungsraum verfügen.

Im Idealfall sollte der Raum für ein themenorientiertes Kopf- und Körpertraining mit Tischen und Stühlen ausgestattet sein und zusätzlich mindestens über eine Freifläche als Bewegungsraum verfügen. Die Platzierung der Tische und Stühle sollte so möglich sein, dass alle Teilnehmenden sich gegenseitig sehen können – also um einen großen runden oder quadratischen Tisch herum. Für eine Gruppe von 10-15 Personen bietet ein durchschnittliches Klassenzimmer (mit Tischen und Stühlen für Erwachsene!) sehr gute Voraussetzungen. Es hat bei entsprechender Tischordnung noch Platz für eine Freifläche, die zur Durchführung von Bewegungsaufgaben und -spielen genutzt werden kann. Ist der Gruppenraum kleiner, besteht oft die Möglichkeit, einen breiten Flur, ein Foyer oder einen Vorplatz vor dem Haus für derartige Aktivitäten zu nutzen. Überhaupt bietet die freie Natur für eine Reihe von Übungen den idealen Bewegungsraum, zumal hier gleichzeitig die Sauerstoffzufuhr gewährleistet ist.

Für sehr mobile Gruppen, die lieber großräumige Bewegungen in den Mittelpunkt ihrer Zusammenkünfte stellen als Feinmotorisches und reine Denkaufgaben, bietet ein Gymnastikraum oder eine Sporthalle ideale Voraussetzungen. In diesem Fall sollten Sitzgelegenheiten in Form von Bänken, kleinen Kästen, Kastenoberteilen oder Sitzbällen zur Verfügung stehen. Außerdem ist es sinnvoll, für die Übungen mit Papier und Stiften Schreibbretter bereitzuhalten.

Ob kleine oder große Räume – in jedem Fall sollte eine Tafel oder ein Flipchart zur Verfügung stehen. Ist dies nicht der Fall, kann die Gruppenleitung gegebenenfalls mit selbst klebenden *Easy Flip Folien*[15], an der Wand befestigten Plakaten, Wandzeitungen oder ähnlichen Hilfsmitteln arbeiten.

Die *Bekleidung* der Teilnehmenden sollte dem Charakter der Gruppe bzw. der Art der Programmgestaltung entsprechen. Im Normalfall ist davon auszugehen, dass bequeme Freizeitkleidung getragen wird. Lediglich bei den Gruppen, die bei ihren Aktivitäten einen Schwerpunkt auf die Bewegung legen, ist ausgesprochene Sportbekleidung sinnvoll.

Je nach Auswahl der Bewegungsübungen, sollte aber die Gruppenleitung unbedingt auf geeignetes *Schuhwerk* achten. Gerade bei Balancier- und anderen Gleichgewichtsübungen sollten feste, flache Schuhe mit rutschfester Sohle für alle selbstverständlich sein. Bei einer Reihe von Übungen (z.B. bei den Tastübungen mit den Füßen) ist es sinnvoll oder notwendig, die Schuhe auszuziehen.

2.5 Die Materialien

Die Materialien für jede Praxiseinheit hängen von der konkreten Programmzusammenstellung ab. Doch eine gewisse Grundausstattung sollte vorhanden sein. Diese kann entweder im Gruppenraum gelagert oder jeweils von den Teilnehmenden und der Gruppenleitung mitgebracht werden.

So sollten die folgenden Materialien immer vorhanden sein: [16]

- Flipchart oder Tafel mit entsprechenden Stiften bzw. Kreide.
  Alternativ ist eine dünne, auf glattem Untergrund selbst haftende Folie zu empfehlen, die auf Rollen erhältlich ist und das Format eines Vortragsblocks für Flipcharts hat. Diese so genannte *Easy Flip Folie* lässt sich mit entsprechenden Boardmarkern beschriften und trocken abwischen. Die Folie ist mehrmals verwendbar.

- Papier und Stifte für alle Teilnehmenden.

- Prospekthüllen und wasserlösliche Folienstifte für alle Teilnehmenden. Günstig ist, wenn die Folienstifte rot schreiben. Dann ist die Schrift auf kopierten Arbeitsblättern zu lesen. Die Stärke M ist für die meisten Übungen am geeignetsten.

- Wasserflaschen und Lappen zum Auswischen der Schrift auf den Arbeitsblättern. Am besten eignen sich leere Shampooflaschen, die mit

Wasser gefüllt werden. Zum Auswischen können alte Baumwolllappen oder Küchenpapiertücher benutzt werden.

- *Kartenspiele Nousknacker 1*, möglichst mindestens ein Spiel für je zwei Personen. Abhängig von der Gruppe und ausgewählten Spielvarianten kann es sinnvoll sein, einen Satz von Vergrößerungen herzustellen. Dazu werden die Karten auf einem Kopiergerät vergrößert und laminiert oder in Prospekthüllen gesteckt.

- Liederbücher, alternativ selbst erstellte Loseblattsammlungen mit kopierten Texten.

Weitere Materialien werden häufig benötigt und sind vielfältig einsetzbar, weit über die hier im Buch dargestellten Beispiele hinaus:

- Würfel in verschiedenen Variationen:
  - Augenwürfel in normaler Größe aus Gesellschaftsspielen.
  - Etwas größere Augenwürfel, so genannte *Flüsterwürfel*, aus weichem Kunststoff.
  - Große Augenwürfel aus Schaumstoff, möglichst zwei in verschiedenen Farben, Kantenlänge ca. 16 cm.
  - Ziffernwürfel in verschiedenen Größen.
  - Farbwürfel in verschiedenen Größen und Farbkombinationen.

- Bälle in verschiedenen Größen, Farben und Materialien.

- Zahlenkarten. Es können Karten aus *Elfer raus, Uno, Rummy, Ligretto* oder anderen Verlagsspielen benutzt werden, sofern vorhanden. Diese bieten zum Teil zusätzliche Variationsmöglichkeiten durch Zahlenreihen in unterschiedlichen Farben.
  In gleicher Weise können aber Zahlenkarten aus Karton selbst hergestellt werden, beschriftet mit dicken Filzstiften und am besten mit selbst klebender Bucheinbindefolie überklebt, sofern sie häufiger benutzt werden sollen. Einfacher ist die Herstellung mit neutralen Blankospielkarten, die mit Folienschreibern (permanent) zu beschriften sind.

- Buchstabenkarten. Diese müssen meist selbst hergestellt werden, da nur in wenigen und kaum verbreiteten Gesellschaftsspielen Buchstabenkarten vorhanden sind. Sie können in gleicher Weise erstellt werden wie die Zahlenkarten. Einfacher ist die Herstellung mit neutralen Blankospielkarten, die mit Folienschreibern (permanent) zu beschriften sind.

- Bildkarten. Diese können aus beliebigen Verlagsspielen entnommen werden, wie Memories, Bilderlotto und ähnlichen Spielen. Sind Bilder zu einem bestimmten Themengebiet erforderlich, aber in den vorhandenen Spielen nicht verfügbar, so können Bildkarten auf ähnliche Weise hergestellt werden wie die Zahlen- und Buchstabenkarten. Werden die Motive selbst gezeichnet, so können hier ebenfalls neutrale Blankospielkarten benutzt werden. Andernfalls bieten Prospekte und Zeitschriften eine Fülle an Material. Hier können Bilder ausgeschnitten und aufgeklebt werden. Dabei sollten möglichst klare, gut erkennbare Darstellungen gewählt werden.

- Tastsäckchen. Am einfachsten ist es, für diesen Zweck Einkaufsbeutel aus Baumwolle zu benutzen. Abhängig vom Füllmaterial, kann es sinnvoll sein, in die Öffnungen Klettband einzunähen, damit sie gut schließen. Für Tastübungen mit den Füßen eignen sich auch alte Kissenbezüge sehr gut.

Gruppen, die über eine Auswahl an Handgeräten und Materialien für Freizeitsport und Gymnastik verfügen, werden im Rahmen der themenorientierten Einheiten vielfältige Einsatzmöglichkeiten dafür finden. Sie müssen aber nicht zwingend angeschafft werden. Oft gibt es sehr preiswerte oder kostenlose Alternativen, die den gleichen Zweck erfüllen.

Hier einige Beispiele:

- Keulen. Alternative: mit Sand oder Wasser gefüllte Plastikflaschen; Plastikkegel aus Strandspielen.

- Hanteln. Alternative: mit Sand oder Wasser gefüllte Plastikflaschen.

- Stäbe. Alternativen: Zeitungsrollen; Vierkant- oder Rundhölzer aus dem Baumarkt, selbst auf entsprechende Länge geschnitten; Zweige/Äste aus dem Wald, selbst auf Länge gesägt ...

- Frisbeescheiben. Alternative: Deckel von Plastikschüsseln aus dem Haushalt.

- Seile, Taue, Zauberschnüre. Alternativen: Seile und Taue aus dem Schiffsbedarf; aus dickem Garn gehäkelte oder mit der Strickliesel hergestellte Schnüre; aus Garnresten gedrehte Kordeln; geflochtene Zöpfe aus Strumpfhosen; dicke Gummibänder vom Meter aus dem Kurzwarenhandel.

- Gymnastikreifen. Alternative: Fahrradschläuche.

Darüber hinaus kann – falls vorhanden – eine Vielzahl von Gesellschaftsspielen eingesetzt werden. Sie sind nicht notwendig, können aber bei spielinteressierten Gruppen besondere Akzente setzen. Es lohnt sich nicht, sie ausschließlich für die Durchführung einer einzigen themenorientierten Einheit anzuschaffen, aber sie können in vielen Zusammenhängen für geistiges Training und Spaß sorgen.

Oft sind sie auch in Spielabteilungen der Stadtbibliotheken, in Schulen oder Kindergärten auszuleihen.

Beispiele für geeignete Verlagsspiele sind:
- Mikado.
- Memoryspiele aller Art.
- Bunte Holzbausteine.
- Jenga.
- Kartenspiel *Solche Strolche.*
- *Arbos – Das Baumspiel.*
- ...

Das Sammeln von Alltagsmaterialien ist für Gruppenleiterinnen quasi unerlässlich. Allein aus dem Material ergeben sich vielfach neue Übungsideen.

Ein gut bestücktes Materiallager verkürzt bei routinierten Gruppenleiterinnen ganz deutlich die Vorbereitungszeit für die einzelnen Gruppenstunden. Wer nicht mehr in der Nachbarschaft und im Bekanntenkreis herumlaufen und nach leeren Joghurtbechern, alten Telefonbüchern oder ähnlichen Gegenständen fragen muss, sondern diese im eigenen Materiallager findet, spart auf lange Sicht viel Zeit. Deshalb ist es sinnvoll, auch ohne schon einen konkreten Anlass für den Einsatz bestimmter Gegenstände zu haben, diese dann zu sammeln, wenn sich gerade die Gelegenheit ergibt.

So können als Alltagsmaterialien u.a. die folgenden Dinge eingesetzt werden:

- Zeitungen
- Prospekte
- Telefonbücher
- Streichhölzer
- Luftballons
- Schraubverschlüsse
- Flaschenkorken
- Knöpfe
- Steine
- Kartons
- Paketschnüre
- Woll-/Garnreste
- Netze (Gemüse-, Obst-, Verpackungsnetze)
- Einkaufsbeutel (Baumwolle)
- Plastikflaschen
- Teppichfliesen
- Papprollen (Kern von Klebebandrollen, Garnrollen, Alufolie ...)
- Blisterpaletten aus Obstkisten
- Eierkartons
- Joghurtbecher
- Spielfiguren
- Bunte Legestäbchen
- Wäscheklammern
- ...

Neben allen Materialien, die für konkrete Übungen und Spiele verwendet werden, ist der Einsatz von themenbezogenem Anschauungsmaterial sinnvoll. Es erleichtert den Einstieg ins Gespräch, gibt immer wieder neue Impulse. Es setzt auch – über die akustischen Reize hinaus – visuelle und taktile Reize im Gespräch.

Vielfach lassen sich die Gegenstände gleichzeitig für einzelne Übungen einsetzen, z.B. im Bereich der Spiele, bei denen es um das Ertasten oder Ansehen und Einprägen von Dingen geht, die später wieder erinnert werden sollen.
Sind Themen bereits im Voraus festgelegt, so können die Teilnehmenden selbst passende Gegenstände zur Gruppenstunde mitbringen.

Trotz aller positiven Effekte von Anschauungsmaterial sollte vorsichtig damit umgegangen werden. Die Praxiseinheit darf nicht in eine Warenausstellung ausarten. Wenige, gezielt ausgewählte Gegenstände dagegen stimulieren und schaffen die gewünschte Gesprächsatmosphäre.

Welche Materialien konkret zu den einzelnen Themen zum Einsatz kommen können, ist jeweils unter den Praxisthemen im Einzelnen aufgeführt.

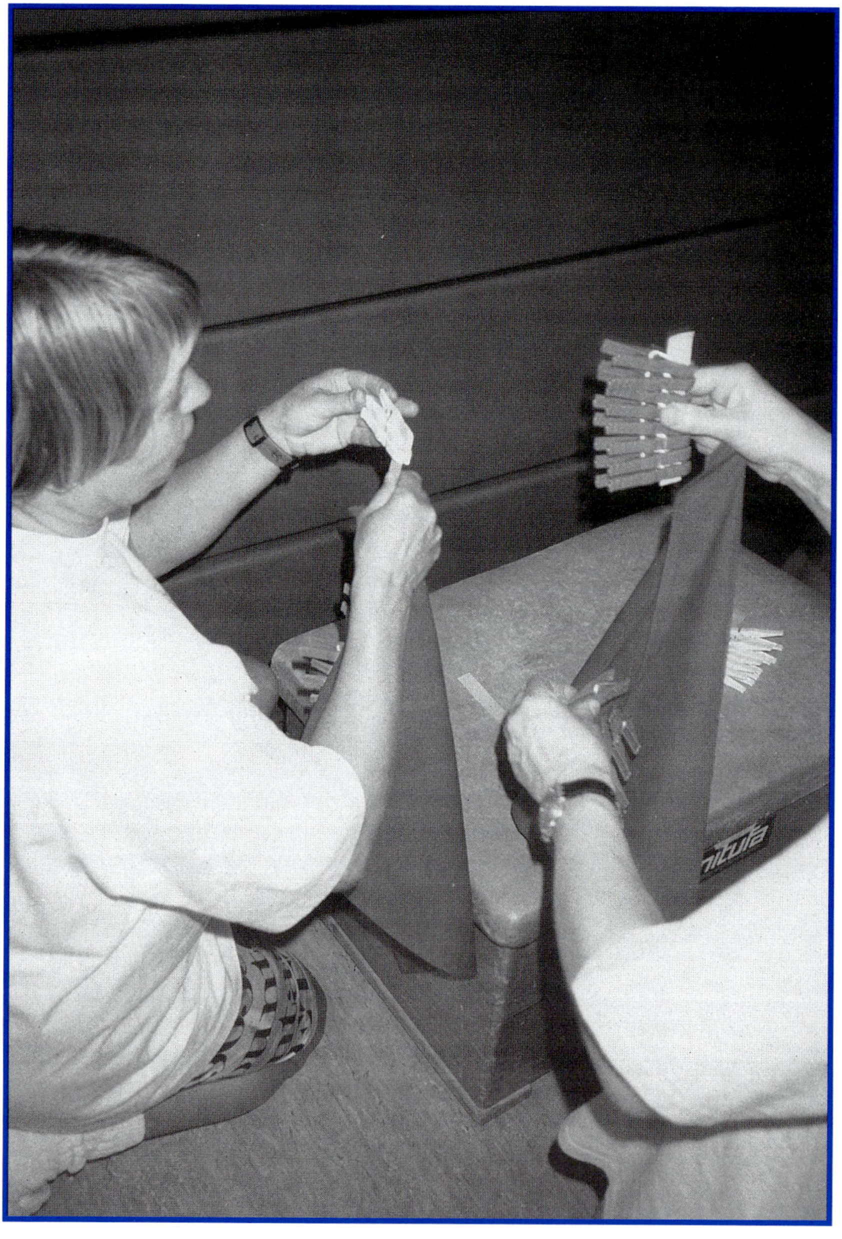

2.6 Die Gruppenleitung

Die Leitung von themenorientierten Angeboten für Kopf und Körper können Personen mit unterschiedlicher Qualifikation und aus verschiedenartigen Tätigkeitsfeldern übernehmen (siehe auch **Vorwort**).

Voraussetzung sind gute kommunikative Fähigkeiten, möglichst etwas Erfahrung im Umgang mit Gruppen, Spaß an der Sache und viel Fantasie und Kreativität.

Wie im günstigsten Fall das Programm einer Gruppenstunde zu planen und durchzuführen ist, darüber gibt Kapitel 2.3 „Das Baukastensystem" Auskunft.

Im Folgenden werden einige Regeln aufgeführt, die die Gruppenleiterin im Hinblick auf den Umgang mit der Gruppe bzw. bei der Durchführung der Übungen berücksichtigen sollte:

- **Leistung und Leistungsfähigkeit**

  Die dargestellten Übungen sollen langfristig die Leistungsfähigkeit von Geist und Körper erhalten bzw. verbessern. Das Stichwort *Leistung* bzw. *Leistungsfähigkeit* sollte von der Gruppenleitung bewusst angesprochen und gezielt eingeordnet werden.

  Es geht nicht um Wissen und Bildung. Geistige Beweglichkeit ist dagegen sehr gefragt. Auch bei den Bewegungsübungen geht es nicht darum, Rekorde im Sinn von **absoluter** Leistung zu erzielen. Sehr wohl ist aber ein gewisses Maß an Eigenbeobachtung notwendig, um Veränderungen an der **persönlichen** Leistungsfähigkeit zu beobachten und positiv zu bewerten.

  Wenn bei einzelnen Übungen Ergebnisse verglichen werden, so dient dies nur als Möglichkeit, die eigene Leistung kontrollieren und damit realistisch einstufen zu können. Vergleichen sollten sich die Teilnehmenden vor allen Dingen immer mit sich selbst zu anderen Zeitpunkten –, hat sich meine Leistung verbessert oder verschlechtert gegenüber gestern, letzter Woche, letztem Monat ...? – aber nicht mit anderen Gruppenmitgliedern! Niemand sollte gezwungen sein, das Ergebnis eigener Leistungskontrollen laut zu verkünden. Umgekehrt sollte die Gruppenleitung solche Mitglieder bremsen, die stets ungefragt den anderen ihre hervorragenden Ergebnisse kundtun. Konkurrenz zwischen einzelnen Mitgliedern der Gruppe ist auf jeden Fall zu vermeiden.

Von Zeit zu Zeit ein Wettbewerb zwischen Kleingruppen oder Mannschaften kann dagegen durchaus sinnvoll sein und Spaß und Motivation fördern. Einer routinierten Leiterin wird es gelingen, der Gruppe Gemeinschaftsgefühl zu vermitteln und ihren Mitgliedern zu verdeutlichen, dass die Fähigkeiten der Einzelnen einfach in unterschiedlichen Bereichen liegen. Geprägt von gegenseitiger Akzeptanz und Rücksichtnahme, wird die Gruppe bald von selbst nicht mehr dringend wissen wollen, wer am schnellsten reagiert, wer die größte Kreativität besitzt oder wer am meisten behalten kann. Sehr schnell wird sich ergeben, dass einfach jeder seinen ganz speziellen Beitrag für das Geschehen leisten kann.
Ein Motto wie: „ ... nicht können müssen, sondern üben dürfen", kann bei dem Bemühen um dieses Verständnis hilfreich sein. Es sollte vor allen Dingen herausgestellt werden, dass gerade bei Übungen für die geistige Leistungsfähigkeit der Wert im Nachdenken, im Bemühen liegt und nicht im Können. Das, was gekonnt wird, beansprucht das Gehirn kaum. Dagegen sind Übungen, die noch nicht beherrscht, deren Durchführung aber probiert wird, äußerst wirksam. Sie fordern das Gehirn – selbst wenn am Ende nicht das gewünschte richtige Ergebnis steht. Viel wichtiger als ein richtiges Ergebnis sind das Tun und das Erlebnis.

➢ Hintergründe erklären

Bei Erwachsenen, insbesondere bei älteren Menschen, ist es sinnvoll und notwendig, Hintergrundwissen zu den einzelnen Übungen zu vermitteln. Gerade beim themenorientierten Arbeiten, bei dem Aufgaben und Spiele oft in Geschichten und thematische Zusammenhänge eingepackt werden, ist es wichtig, den Teilnehmenden die Bedeutung und den Trainingseffekt zu erklären. Sie sollen nicht das Gefühl haben, nur Spielchen zu machen, sondern den

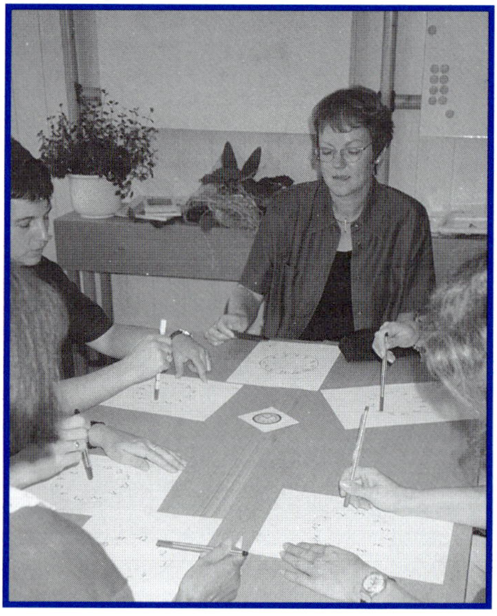

tatsächlichen Sinn, die mögliche Wirkung hinter ihrer Aktivität erkennen können. So sollte die Gruppenleiterin z.B. erläutern, dass bestimmte Bewegungen, insbesondere feinmotorische, gezielt die Durchblutung der Großhirnrinde anregen und damit das Denken vorbereiten und erleichtern. Sie sollte erklären, warum ausgerechnet der Kurzspeicher trainiert wird, wenn doch für viele das Gedächtnis Probleme macht. Was hat das Durchstreichen von Zahlen oder Buchstaben damit zu tun, dass ich im Laden stehe und mich nicht mehr erinnere, was ich einkaufen wollte? Entsprechende Hintergründe erfährt die Gruppenleiterin in diesem Buch in Kapitel 1 und in „Brainfitness"[17]. Wer detaillierte Kenntnisse erwerben möchte, kann sich selbst zur Gehirntrainerin ausbilden lassen.[18]

➢ Rollentausch

Die Leiterin einer Gruppe tut gut daran, von Zeit zu Zeit einen Rollentausch vorzunehmen, abwechselnd immer mal wieder einem der Mitglieder kurzfristig die eigene Rolle zu übertragen. Die Teilnehmenden können eine Vielzahl von Aufgaben übernehmen: Beim Brainstorming die Ergebnisse an der Tafel aufschreiben, Zahlen, Buchstaben oder Wörter vorsprechen, die die anderen sich merken sollen, einen Text vorlesen usw. Meist ist es allerdings günstig, wenn vorher bereits ein Beispiel der Aktivität unter Leitung der Gruppenleiterin durchgeführt wurde, damit alle wissen, um was es geht. So kann sich auf Dauer niemand abgefragt oder in eine Schulsituation versetzt fühlen. Dieser Punkt ist gerade bei geistigem Training von großer Bedeutung.

➢ Sinnvoll trainieren

Bei der Planung der Praxiseinheiten sollte darauf geachtet werden, dass immer verschiedene Sinne gefordert sind. Häufiges Wechseln der Informationsvermittlung über Sehen und Hören, über das Tasten und von Zeit zu Zeit das Riechen ist – im wahrsten Sinne des Wortes – sinnvoll.

➢ Bekanntes verändern

Da alles Neue das Gehirn quasi aufweckt und reizt, sollten bekannte Materialien immer wieder anders eingesetzt, vertraute Aufgaben immer wieder verändert werden. Hieß es eben noch, den roten Ball mit der rechten Hand zu spielen und den gelben mit der linken, so wird diese Festlegung im nächsten Moment einfach umgekehrt. Sollte vorhin auf ein akustisches Signal reagiert werden, so wird nach einiger Zeit gewechselt und es kommt auf nur sichtbare Zeichen an.

- **Teilnehmende in Vorbereitung einbeziehen**
  Je mehr die Gruppe in Planung und Organisation der Aktivitäten mit einbezogen wird, desto mehr Initiative wird nach einiger Zeit von ihren Mitgliedern ausgehen. Kompetenzen und Ideen der Teilnehmenden sollten genutzt werden. Themenvorschläge unterbreiten, Materialien für spätere Übungen sammeln, Anschauungsmaterial mitbringen, Bildkarten basteln, Arbeitsblätter kopieren, ein Spiel vorstellen – das sind nur einige Beispiele für Beteiligungsmöglichkeiten. Darüber hinaus können sich wechselnde Gruppenmitglieder um ein Begleit- oder Rahmenprogramm kümmern, gemeinsame Aktivitäten der Gruppe, bei denen auch die gustatorische Wahrnehmung trainiert werden kann.

- **Brainstorming – freies Assoziieren**
  Ein gemeinsames *Brainstorming* oder freies *Assoziieren* (Gedanken verbinden) zum jeweiligen Thema sollte in keiner Gruppenstunde fehlen. Bei dieser Übung gibt es kein Richtig oder Falsch. Alle Gedanken sollen und dürfen geäußert und müssen nicht erklärt werden. An einer Tafel, einem Flipchart oder einer Wandzeitung – oder in einer kleinen Runde auf einem Plakat auf dem Tisch – werden alle Stichworte notiert. Hier wird alles festgehalten, was den Teilnehmenden in Verbindung mit dem Thema einfällt – ob Gegenstände oder Materialien, die mit dem Thema zu tun haben, Berufe oder Persönlichkeiten, die damit in Verbindung stehen, Titel von Liedern, Geschichten, Romanen, Sprichworte oder Redewendungen, Wörter, die den jeweiligen Begriff enthalten usw. Die Stichworte unter dem Titel *Gesprächsimpulse* geben der Gruppenleitung zu jedem Thema entsprechende Hinweise, damit sie sich gezielt auf ihr gewähltes Thema vorbereiten kann. Im Idealfall findet die Gruppe die dort aufgeführten und weitere Stichworte selbst. Ist das nicht der Fall, kann die Gruppenleiterin Tipps geben. Dieses Brainstorming dient nicht nur der Kommunikation, sondern auch dem gezielten Vorbereiten weiterer Aufgaben und Spiele, z.B. des *Denk-Werkstatt®-Spiels.* Bei der Ideensammlung sind die Teilnehmenden meist überrascht, wie viel ihnen zu einem Alltagsthema einfällt, das zunächst oft wenig verheißungsvoll klingt. Hier werden häufig auch per Zufall besondere Kompetenzen deutlich, die einzelne Teilnehmerinnen einbringen und die vielleicht für eine der nächsten Zusammenkünfte genutzt werden können. Außerdem äußern Teilnehmende immer wieder, dass sie gerade in diesem Veranstaltungsteil etwas Neues von anderen Gruppenmitgliedern erfahren, voneinander gelernt haben.

➢ Denk-Werkstatt®-Spiel

Das *Denk-Werkstatt®-Spiel* ist ein in jedem Praxisthema wiederkehrendes Element. Es soll als fester Bestandteil aller Stunden zur Bildung einer festen Struktur beitragen. Zwar geht es bei diesem Spiel um das Beantworten von Fragen – und damit um Wissen, aber es ist nicht die Wissensabfrage, die im Mittelpunkt steht und Spielziel ist. Im Gegenteil sollten alle Antworten den Teilnehmenden zuvor im Gespräch vermittelt bzw. in Erinnerung gerufen worden sein. Die meisten Fragen sind so gestellt, dass das Antworten eher als einfach empfunden wird. Dennoch wird es immer wieder vorkommen, dass jemand im Gespräch etwas Neues erfahren hat. In diesen Fällen kann das *Denk-Werkstatt®-Spiel* der Wiederholung und damit der Festigung dienen.

Der eigentliche Sinn des *Denk-Werkstatt®-Spiels* ist ein Training der Konzentration und der Merkspanne. Die Gruppenleitung sollte alle Fragen und Antworten zuvor genau lesen, um dafür zu sorgen, dass bereits im Vorfeld alle Antworten für die Gruppe klar sind. Es soll im Hinblick auf die eigentlichen Trainingsziele möglichst wenig geistige Kapazität für das Nachdenken über die richtige Antwort verbraucht werden. Die Spielidee ist, dass immer zeitversetzt geantwortet wird. Die Gruppenleitung liest nacheinander die Fragen vor, die in der Runde reihum zu beantworten sind. Auf die erste Frage antwortet die erste Teilnehmerin: *Denk-Werkstatt®*. Die zweite Frage richtet sich an die nächste Teilnehmerin in der Runde, die sofort mit der Antwort auf die erste Frage weitermacht. Es folgt die dritte Frage an die nächste Person in der Gruppe, die daraufhin die Antwort auf die zweite Frage gibt usw. Das könnte sich im konkreten Beispiel etwa so anhören:

Frage an Person A: „Wie ist Ihr Vorname?"
Antwort von Person A: „Denk-Werkstatt®."
Frage an Person B: „Welcher Wochentag ist heute?"
Antwort von Person B: „Frieda."
Frage an Person C: „In welchem Jahr leben wir?"
Antwort von Person C: „Montag."
usw.

Wichtig ist, dass das Fragen und Antworten zügig erfolgen. Das Spiel sollte nicht ins Stocken geraten, denn danach kann der gedankliche Faden kaum wieder aufgenommen werden. Deshalb sollte immer zu Beginn vereinbart werden, dass es überhaupt kein Problem ist, wenn jemandem nicht auf Anhieb die passende Antwort einfällt, dass aber diese Person dann nicht verzögern, sondern einfach: „Weiter!“ sagen und damit an die nächste Teilnehmerin in der Runde abgeben sollte. Gleichfalls sollte als Regel akzeptiert werden, dass während dieses Spiels gegebene Antworten niemals korrigiert werden. Gibt jemand eine falsche Antwort, so wird einfach darüber hinweggegangen, nicht diskutiert oder berichtigt, denn das würde die Konzentration der gesamten Gruppe stören und meist dauerhaft unterbrechen. Falls eine Richtigstellung zu einer bestimmten Frage tatsächlich dringendes Bedürfnis der Gruppe ist, – für das Spiel an sich ist sie nicht nötig – so kann das gegebenenfalls nach Ende des Spiels erfolgen.

➢ Durchstreichübungen

Durchstreichübungen – wie z.B. *Radiergummi* unter dem Praxisthema *Zeitung* (Kap. 3.15, S. 158) – trainieren die Informations-Verarbeitungs-Geschwindigkeit. Hier – oder beim Üben mit speziellen Arbeitsblättern – geht es also um das Tempo. Dabei ist jedoch der Hinweis seitens der Gruppenleitung notwendig, dass die individuelle Geschwindigkeit gefragt ist und nicht etwa ein Wettstreit: „Wer ist zuerst fertig?“ Alle Teilnehmenden sollten sich gegenseitig in Ruhe arbeiten lassen, d.h. nicht fieberhaftes Vergleichen von Ergebnissen oder ins Erzählen verfallen, wenn sie selbst fertig sind.

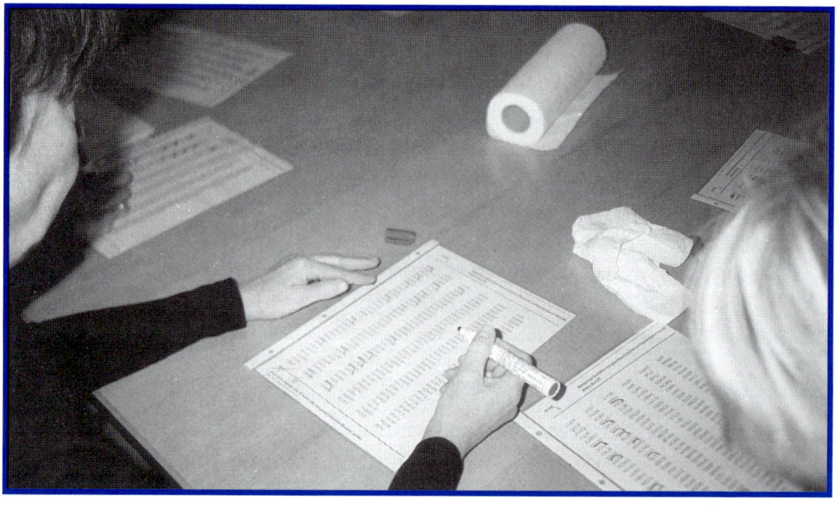

Eine Zahlenspalte, eine Buchstabenreihe, ein Arbeitsblatt, das die Informations-Verarbeitungs-Geschwindigkeit trainiert, sollte zunächst zügig durchgearbeitet werden. Dabei soll bewusst in Kauf genommen werden, dass einige Zeichen oder Muster beim Durchstreichen übersehen werden. Es ist wichtig, vor der Durchführung solcher Übungen immer wieder zu besprechen, dass nicht Perfektion und richtiges Ergebnis im Mittelpunkt stehen, sondern das Training an sich. Dabei sollte deutlich werden, dass der Trainingseffekt nur dann eintreten kann, wenn ein Tempo gefunden wird, das die Einzelnen wirklich fordert und dass diese Geschwindigkeit individuell sehr verschieden sein kann. Als Faustregel kann gelten, dass das Tempo dann günstig für das Training ist, wenn – je nach Übung – ca. 10-20% der anzustreichenden Zeichen übersprungen wurden. Wer nichts oder deutlich weniger übersprungen hat, kann die Geschwindigkeit beim nächsten Durchgang beschleunigen; wer mit seinem Ergebnis über dieser Marke liegt, sollte sich beim nächsten Mal etwas mehr Zeit lassen. Es braucht für die Teilnehmenden etwas Zeit, um für sich das geeignete Trainingstempo herauszufinden.
Um den Anteil übersprungener Zeichen festzustellen, ist ein zweiter Durchgang durch die Übung – dieses Mal etwas langsamer – erforderlich. Dabei werden die Zeichen markiert, die beim ersten Mal übersehen wurden. Nach dieser Eigenkontrolle kann in der Gruppe die richtige Anzahl von Zeichen als Orientierungswert genannt werden. Dieser Vergleich dient nicht dem Aufstellen einer Bestenliste, sondern der Einordnung des jeweils eigenen Übungsergebnisses und der Bestätigung, dass das Ergebnis nach dem zweiten Durchgang stimmt, damit die Einschätzung des Trainingstempos auf der richtigen Basis erfolgt.

➢ Sortieraufgaben mit *Nousknacker 1*

Sortieraufgaben mit dem Kartenspiel *Nousknacker 1* sind in gleicher Weise zu handhaben wie die Durchstreichübungen. Sie dienen ebenfalls dem Training der Informations-Verarbeitungs-Geschwindigkeit. Dies gilt für Aufgaben, bei denen – wie etwa unter dem Praxisthema *Bäume* (Kap. 3.1) beschrieben – alle Karten schnell herausgesucht werden sollen, die bestimmte Zeichen enthalten, in dem Fall die Zeichen B, A, U, M, 8 und ein grafisches Symbol. Bei all diesen Übungen geht es gleichermaßen um Tempo. Aber es ist wichtig, die individuell richtige Geschwindigkeit herauszufinden, nicht, wer zuerst alle Karten fertig sortiert hat.

➢ **Von jetzt bis gleich ...**

Übungen zum Training der Merkspanne sind bei allen Praxisthemen unter dem Titel „Von jetzt bis gleich ..." zu finden. Die Merkspanne umfasst nur wenige Sekunden. Deshalb ist es wichtig, die Informationen entsprechend zu dosieren.

Außerdem sollte mit den Teilnehmenden besprochen werden, dass hier das ausdrückliche Vermeiden von Strategien sinnvoll und für ein effektives Training notwendig ist. So kommen die Einzelnen meist sehr schnell darauf, dass z.B. das Merken von Ziffernfolgen einfacher ist, wenn Zahlengruppen gebildet werden. So behält die Mehrheit z.B. 58 27 46 leichter als 5 – 8 – 2 – 7 – 4 – 6. Hier gilt es zu erklären, dass es auf das Ausdehnen der Merkspanne ankommt, also auf den Trainingseffekt, und nicht auf ein unbedingt richtiges Ergebnis. Selbstverständlich gilt das nur für das Training, nicht für den Alltag, in dem oft lange Zahlenkolonnen richtig gemerkt werden müssen. Den Teilnehmenden sollte im Gespräch deutlich werden, dass es besser ist, sich vier Informationen ohne Tricks und Strategien sicher für wenige Sekunden merken zu können als die doppelte Anzahl zu behalten, aber unter Einsatz von Merkhilfen.

Da die Merkspanne durchschnittlich bei 5,4 Sekunden liegt, ist es bei Gruppen mit gesunden Menschen meist sinnvoll, im Training mit vier Informationen zu beginnen. Die werden in der Regel als einfach empfunden, sodass meist schnell eine Steigerung auf fünf Informationen möglich ist. Bereits hier stellen die Teilnehmenden fest, dass ihnen – auch abhängig von der Tagesform – Fehler unterlaufen. Da wird bei der Wiedergabe eine Information vergessen, die Reihenfolge verdreht, eine erinnert, die überhaupt nicht dabei war usw. Dennoch ist mit einigem Training in vielen Gruppen die Steigerung auf sechs oder gar sieben Informationen möglich. Aber es werden meist nicht alle Mitglieder einer Gruppe diese Menge verarbeiten können. Deshalb sollte vereinbart werden, dass jede für sich selbst entscheidet, wie viel Information sie einspeichern will. Wer bereits bei fünf Informationen Mühe hat, alle richtig zu erinnern, sollte – auch wenn die Gruppenleiterin sechs Informationen präsentiert – für sich nach der fünften abschalten und sofort mit der Wiedergabe beginnen.

Das unverzügliche Wiedergeben der eingespeicherten Information ist besonders wichtig beim Training der Merkspanne. Es dürfen keine Pausen entstehen. Unmittelbar nach Ende der Einspeicherungszeit sollte

mit der Wiedergabe begonnen werden. Für die Wiedergabe selbst sollte möglichst nicht mehr Zeit benötigt werden als für das Einspeichern. Das bedeutet z.B. beim Training der Merkspanne mit Wörtern, dass am besten nicht das ganze Wort aufgeschrieben wird, sondern nur der Anfangsbuchstabe.
Für das Einspeichern sollte je Information ca. eine Sekunde zur Verfügung stehen. Dabei können die Informationen nacheinander oder auf einmal präsentiert werden. Im zweiten Fall ist es wichtig, den Teilnehmenden zu erläutern, dass sie nach Möglichkeit selbst einen Sekundentakt zum Einspeichern finden sollten. So gilt z.B. beim Vorsprechen oder Zeigen von Zahlen: im Sekundentakt präsentieren, also fünf Zahlen in fünf Sekunden. Müssen bei einer Übung z.B. Farben oder Formen und Positionen von Gegenständen gemerkt werden, so ist entsprechend mehr Zeit zu veranschlagen, weil die einzelnen Gegenstände mehr Information enthalten.

➢ Gedächtnisübungen

Trotz aller Priorität, die dem Training des Kurzspeichers eingeräumt wird, sind unter den Praxisthemen auch Übungen aufgeführt, die das Langzeitgedächtnis fordern. Dabei geht es oft darum, sich bestimmte Gegenstände oder Bilder über einen längeren Zeitraum – zunächst wenige Minuten – zu merken. Methodisch ist hier für die Gruppenleitung zu beachten, dass nach dem Einspeichern unbedingt eine Ablenkungsphase erfolgen muss, damit die Informationen aus dem Kurzspeicher/Arbeitsspeicher ins Gedächtnis eingehen können.
Diese Ablenkung kann im Durchführen einer anderen Übung vor dem Abrufen bestehen, sie kann auch einfach nur aus einem Gespräch bestehen. Es sollten sich auf jeden Fall **alle** Teilnehmenden daran beteiligen, damit sie nicht in Gedanken die eingespeicherten Informationen ständig wiederholen und damit im Kurzspeicher festhalten können. Zur Ablenkung eignen sich Durchstreichübungen ebenso wie eine Reihe einfacher Kopfrechenaufgaben, ein langes Wort rückwärts buchstabieren, eine Bewegungsübung oder ein kurzes Spiel. Erst danach sollte das Abrufen der eingespeicherten Informationen erfolgen.

➢ Eigenständiges Training zu Hause

Wie bereits an anderen Stellen in diesem Buch dargestellt, ist das Training dann besonders effektiv, wenn es nicht nur regelmäßig, sondern

nach Möglichkeit täglich durchgeführt wird. Schon einfache Wahrnehmungsübungen im Alltag sind als Training zu betrachten, ohne dass sie hohen zeitlichen Aufwand erfordern. Es geht in erster Linie darum, bei den Teilnehmenden das Bewusstsein zu schaffen, dass es wichtig ist, sich immer wieder auf andere Weise zu fordern, sich ständig **neuen** Aufgaben zu stellen, den gewohnten Trott zu durchbrechen. Ist diese Erkenntnis – und damit die Bereitschaft, sich aktiv für die eigene Kompetenz einzusetzen – erst einmal fest verankert, müssen die Bedingungen für die konkrete Durchführung des Trainings geschaffen werden.
Dazu sollte die Gruppenleiterin die Teilnehmenden ermuntern, bei alltäglichen Aktivitäten für Abwechslung zu sorgen – beim Spaziergang mit dem Hund oder beim Einkaufen mal einen anderen Weg zu benutzen, beim Anziehen die ungewohnte Hand zum Knöpfen der Bluse nehmen, beim Kochen auch mal neue Gewürze und Rezepte ausprobieren usw. Darüber hinaus ist es sinnvoll, ca. 5-10 Minuten täglich einem gezielten geistigen Training zu widmen. Diese Minuten sollten ritualisiert werden, d.h., immer zur gleichen Tageszeit eingeplant werden. Das geistige Training muss so selbstverständlich zum täglichen Ablauf gehören wie das Zähneputzen.
Für das tägliche Zehn-Minuten-Training sollte die Gruppenleiterin von Treffen zu Treffen konkrete Tipps geben. Für die Teilnehmenden ist es ein Ansporn, wenn alle die gleichen Aufgaben erledigen und bei der nächsten Zusammenkunft über die Erfahrungen mit den Übungen gesprochen wird. Da genügt es schon, wenn alle sich mit demselben Wort im Sinn eines Anagramms beschäftigen. Dabei gilt es, aus den Buchstaben eines Wortes, z.B. KOORDINATION, neue Wörter zu bilden. Jeder Buchstabe darf nur so oft verwendet werden, wie er im Ausgangswort vorkommt, und natürlich stehen für jedes neu zu bildende Wort wieder alle Buchstaben zur Verfügung. Das kürzeste Wort wäre beim Beispiel KOORDINATION *an* oder *in*, aber auch längere Begriffe wie *Nation* können gebildet werden. Eine solche Übung erfordert kein Material und ist trotzdem effektiv. Für das Training zu Hause kann die Gruppenleitung den Teilnehmenden auch selbst erstellte Arbeitsblätter mitgeben. Doch oft ist ein Tipp für das Nutzen von Zeitungen, Prospekten usw. einfacher und ebenso wirkungsvoll. Anregungen gibt auch die Zeitschrift *Denk-Werkstatt*®[19].
Gruppen, die über einen längeren Zeitraum gewöhnt sind, regelmäßig Übungen zu Hause durchzuführen, finden später auch selbst Material

und entwickeln eigene Ideen. In diesen Fällen beschränkt sich die Funktion der Gruppenleiterin darauf, für regelmäßigen Austausch solcher Ideen innerhalb der Gruppe zu sorgen.

➢ Protokoll

Wer häufig themenorientierte Aktivitäten durchführt, insbesondere, wenn verschiedene Gruppen sich beteiligen, ist gut beraten, die Gruppenstunden jeweils kurz zu protokollieren. Solche Protokolle sind nicht nur zum Erstellen einer Langzeitplanung sehr hilfreich, sondern sie helfen auch, Entwicklungen und Veränderungen bei den Teilnehmenden bewusst wahrzunehmen, ausgearbeitete Programme – gegebenenfalls modifiziert – mehrmals zu verwenden und im Übrigen für die Teilnehmenden ungewollte Wiederholungen zu vermeiden. Ein Beispiel für ein Protokollformular ist im Anhang zu finden. Dieser Vordruck sollte an die konkreten eigenen Erfordernisse angepasst und so gestaltet werden, dass möglichst wenig auszufüllen bzw. zu schreiben und viel anzukreuzen ist. Regelmäßig benutzte Materialien können vorgegeben werden und auch die Struktur einer Stunde mit Bewegungsübungen, Spielen, Benutzung von Arbeitsblättern usw. lässt sich entsprechend vorbereitet eingeben. Je geringer der erforderliche Zeitaufwand, desto höher ist die Wahrscheinlichkeit, dass die Gruppenleiterin dieses Verfahren wirklich über einen langen Zeitraum konsequent durchführt.

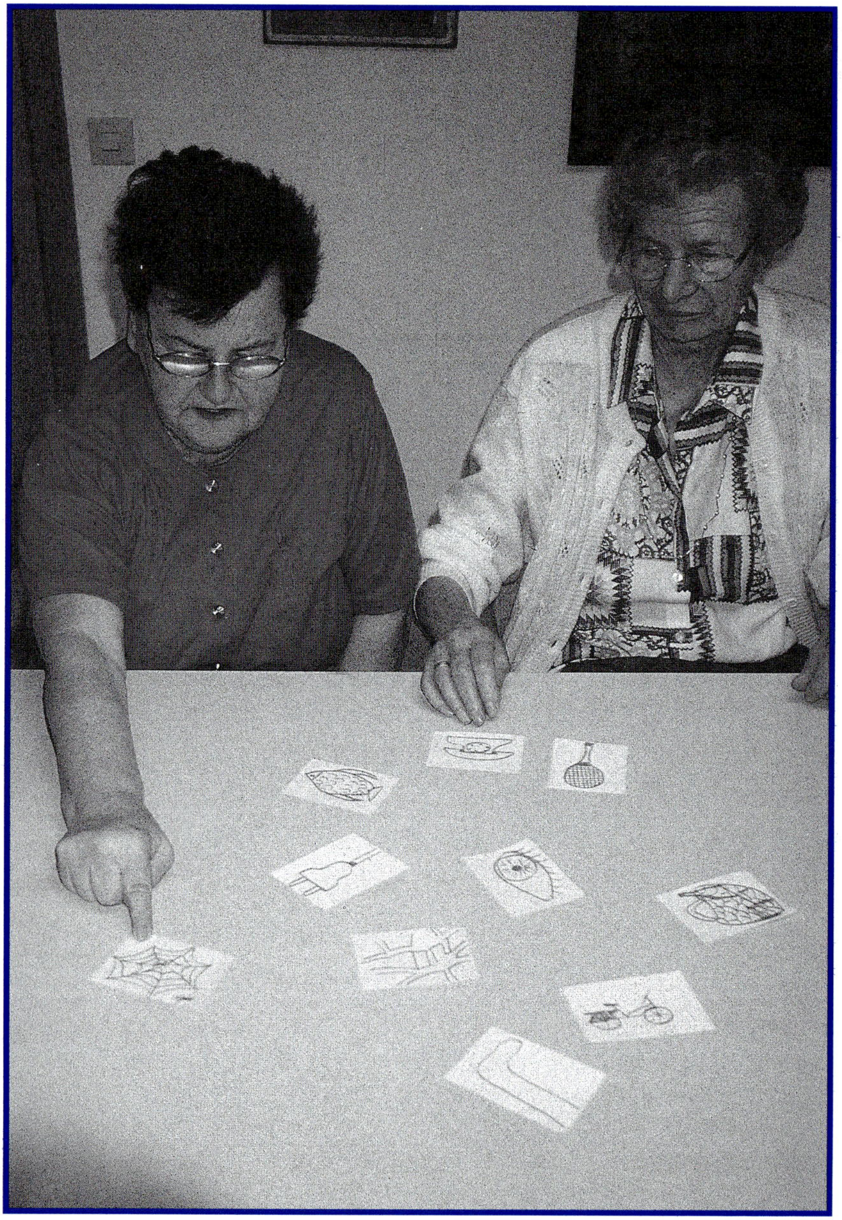

3 Praxisthemen

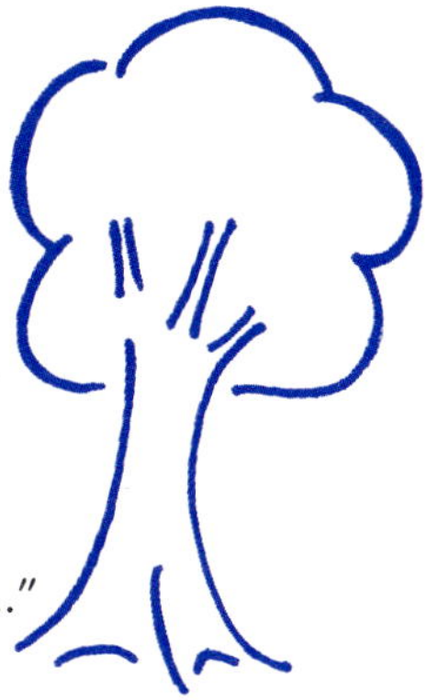

3.1 Bäume

Lied

- „Am Brunnen vor dem Tore, da steht ein Lindenbaum ..."

Übungen

- **Baumspiel:** Die Gruppe wird eingeteilt in zwei Hälften – die *Laub-* und die *Nadelbäume*. Alle gehen durcheinander durch den Raum. Klatscht die GL[21] 1 x in die Hände, bleiben alle *Nadelbäume* stehen und halten ihre Arme in Tiefhalte schräg seitlich vom Körper, klatscht die GL 2 x in die Hände, bleiben die *Laubbäume* stehen und halten ihre Arme in Hochhalte. Bei 3 x Klatschen bleiben alle Bäume stehen und nehmen ihre jeweiligen Positionen ein.
  Weitere Signale können die Bäume sich gegenseitig geben, aber nur in der Phase der Fortbewegung. Tippt ein beliebiger Baum einem anderen im Vorübergehen auf die linke Schulter, so wird ein *Nadelbaum* zum *Laubbaum* und umgekehrt. Beim Tippen auf die rechte Schulter ist der Baum von einem Schädling infiziert und hält beim nächsten Stopp einen Arm in Hoch-, den anderen in Tiefhalte. Solche infizierten Bäume sind nicht mehr lange lebensfähig. Beim nächsten Schultertipp rechts oder links sterben sie ab. Das bedeutet, dass diese nur noch auf ihrem Platz bleiben. Sie werden wieder lebendig, wenn ein anderer Baum sie einmal gehend umkreist. Das Spiel wird nach einiger Zeit beendet.
  - Wie oben, aber Ziel ist, die Bäume so umzuwandeln, dass alle gemeinsam entweder einen reinen Nadel- oder einen reinen Laubwald bilden. Das Spiel ist beendet, wenn dieses Ziel erreicht ist.

- **Wunderbaum:** Es wird eine große Kiste mit Handgeräten und Materialien zum Behängen eines Wunderbaums benötigt, z.B. Tennisringe, Gymnastikreifen, Bänder ...
  Es werden Kleingruppen mit je 4-6 TN[22] gebildet. Jede Gruppe kürt einen Wunderbaum in Gestalt eines TN. Dieser Baum wird in eine solche Position gebracht, dass er möglichst viele merkwürdige Früchte und

Blüten in Form von Handgeräten und Materialien tragen kann. Die Gruppe behängt und schmückt den Baum an seinen ausladenden Ästen, den Armen, aber auch an der Baumkrone und am Stamm.
Es dürfen auch Bälle verwandt werden, die der Baum ausbalancieren muss. Welche Gruppe schafft es, die meisten unterschiedlichen Materialien an ihrem Wunderbaum unterzubringen? Welcher fertig geschmückte Baum kann am längsten in seiner Position verharren? Welcher Baum kann sich im Sturm bewegen, ohne dass etwas herunterfällt? Im nächsten Durchgang ist eine andere TN der Baum.

➢ **Stabwechsel**: Benötigt wird je TN ein Stab.
Der Stab soll in der Fortbewegung in Vorhalte balanciert werden, rechts und links im Wechsel:
- Waagerecht auf der Handfläche.
- Waagerecht auf dem Handrücken.
- Waagerecht auf einem Finger.
- Senkrecht auf der Handfläche.
- Senkrecht auf dem Handrücken.
- Senkrecht auf einem Finger.

- Die TN stehen im Kreis. Jede stellt ihren Stab senkrecht vor sich auf und hält den Stab leicht am oberen Ende fest. Die TN sollen alle gleichzeitig um einen Platz aufrücken, während ihr Stab möglichst senkrecht kurz am Platz stehen bleibt. Dazu verständigt sich die Gruppe über die Bewegungsrichtung und den Zeitpunkt des Wechsels. Je weiter die Abstände zwischen den TN sind, desto schwieriger wird die Übung. Klappt es, ohne dass ein Stab umfällt?

➢ **Ballrollparcours:** Benötigt werden je TN ein Stab und je Paar ein Ball.
Die TN bilden Paare. Jedes Paar soll auf einem vorher verabredeten oder entsprechend gekennzeichneten Parcours gemeinsam seinen Ball rollen. In einer Sporthalle können Spielfeldlinien genutzt werden, in anderen Räumen Fußbodenmuster, mit Klebeband gekennzeichnete Linien o.Ä.; es können auch Hindernisse eingebaut werden, die zu umrollen sind. Beide Partnerinnen benutzen zum Rollen je einen Stab, der nur mit einer Hand geführt werden darf. Die Kommunikation zwischen den Partnerinnen sollte möglichst nonverbal erfolgen. Gelingt es, ohne dass der Ball den Parcours verlässt?

Bei kleinem Bewegungsraum oder wenig mobilen TN kann ein Parcours auch mit Bleistiften und kleinen Bällen auf dem Tisch überwunden werden.

➢ **Nousknacker 1**:
Die TN teilen sich jeweils zu zweit ein Kartenspiel. Je TN wird halbes Spiel benötigt.

- Jede sortiert zügig den eigenen Kartenstapel. Dabei sind alle Karten herauszufinden, die mindestens eines der folgenden Zeichen enthalten:
  B, A, U, M, 8, Symbol *(s. Abb.).*

  Wer seinen Stapel fertig sortiert hat, macht einen zweiten Durchgang, dieses Mal langsamer, um festzustellen, ob bzw. wie viele Karten im ersten Durchgang übersehen wurden.
- Benötigt wird ein Kartenspiel je 4-6 TN. Die Karten werden gemischt und als Stapel verdeckt in die Mitte gelegt. Reihum deckt immer eine TN eine Karte auf und legt sie für alle sichtbar auf den Tisch. Bei dieser Version werden nur die Zahlen und Buchstaben beachtet; Symbole spielen keine Rolle. Es geht darum, möglichst schnell einen passenden Begriff zu finden. Wer zuerst etwas Richtiges nennt, erhält die Karte. Die Buchstaben sind als Anfangsbuchstaben für Bäume zu nutzen. Steht z.B. ein *A* auf einer Karte, so könnte jemand den *Ahorn* nennen, bei *B* eine *Buche* usw. Bei gleichen Buchstaben dürfen gleiche Baumarten wiederholt werden. Von den Ziffern soll jeweils der erste Buchstabe des geschriebenen Worts, z.B. 7 = sieben = S, als Anfangsbuchstabe eines Baumteils benutzt werden, z.B. *Stamm* oder 5 = fünf = *F* wie *Frucht* usw. Sind auf einer Karte mehrere nutzbare Zeichen, also Ziffern und Buchstaben, zu sehen, so kann ein beliebiges ausgewählt werden. Es geht ausschließlich um Schnelligkeit. Wer nennt zuerst einen richtigen, d.h. den Regeln entsprechenden, Begriff? Wird für eine Karte kein Wort gefunden, so wird sie – ebenso wie die Nursymbolkarten – verdeckt in der Mitte abgelegt. Wer kann am Ende die meisten Karten für sich vereinnahmen?

➢ **Streichhölzer zählen und legen:** Benötigt werden je TN eine Schachtel Streichhölzer und ein Paar dicke Fingerhandschuhe oder Fausthandschuhe.
- Die Streichhölzer werden ausgekippt und durcheinander gemischt.

Danach sollen sie mit Handschuhen einzeln gefasst, wieder in die Schachtel gelegt und dabei gezählt werden.
- Wie oben, aber die Aufgabe heißt, jeweils ein Holz mit dem Kopf nach links, das Nächste mit dem Kopf nach rechts in die Schachtel zu räumen.
- Aus den Hölzern einer Schachtel soll unter Verwendung aller Hölzer ein Baum gelegt werden.
- Wie oben, aber es wird ein großer Baum von 4-6 TN gemeinsam gelegt.

➢ **Von jetzt bis gleich ...**: Benötigt werden Streichhölzer. Gespielt wird in Kleingruppen oder zu Paaren. Jede TN hat zehn Streichhölzer vor sich liegen. Jeweils eine TN legt mit vier Hölzern eine Formation, bei späteren Durchgängen aus bis zu zehn Hölzern bestehend – ein Holz senkrecht, eines quer, eines schräg usw. Auf zusammenhängende Formen, wie ein Quadrat aus vier Hölzern o.Ä., sollte verzichtet werden. Die Gruppe bzw. die Partnerin schaut die Formation kurz an, danach wird sie verdeckt. Es gilt, möglichst die gleiche Formation nachzulegen.

➢ **Arbeitsblatt „Blätter im Wind"**: Je TN ein Arbeitsblatt, Folie und Folienstift *(Kopiervorlage s. Anhang S.170).*

➢ **Arbos – Das Baumspiel:**[23] Falls vorhanden, lässt sich dieses Verlagsspiel rund um die Geschicklichkeit ideal einsetzen. Mit sehr variablen Spielregeln geht es um das gemeinsame Bauen eines Baums aus Holzteilen. Stamm, Äste, Blätter ... müssen geschickt angesetzt werden, damit der Baum nicht vorzeitig umfällt.

➢ **Denk-Werkstatt®-Spiel:** Fragen und Antworten für GL am Themenende.

Gesprächsimpulse

➢ *Sprüche und Redewendungen*: Einen alten B~[24] verpflanzt man nicht; etwas ist, um auf die ~ zu klettern; ~ ausreißen können; ~ wachsen nicht in den Himmel ...

➢ *Symbol für*: Standfestigkeit, Beständigkeit, Leben, Alter, Länge, Stärke ...

➢ *Arten*: Laub~ und Nadel~; Tiefwurzler und Flachwurzler; Obst~, Mammut~ ...; Weihnachts~, Mai~ ...

➢ *Bestandteile*: Wurzeln, Stamm, Holz, Rinde, Blätter, Laub, Nadeln, Äste, Zweige ...

➢ *Berufe*: Förster, Holzfäller, Landschaftsgärtner ...

- *Wörter*: ~bestand, ~grenze, ~blüte, ~gruppe, ~haus, ~hoch, ~lang, ~schule, ~strunk, ~stumpf, ~sterben, ~wipfel, ~krone, ~kuchen, ~wolle, Kratz~, Lebens~, Stamm~ ...
- *Dies und das*: Bedeutung für die Natur, Hain, Wald, Waldsterben, Urwald, Holz, Holzarten, Jahresringe, Schädlinge, Schonung, Plantagen~, ...

Material

- Je TN ein Stab (Gymnastikstab oder einfache Vierkant- oder Rundhölzer aus dem Baumarkt, Länge abhängig von der Gruppe und dem zur Verfügung stehenden Bewegungsraum).
- Streichhölzer, eine Schachtel je TN und ein Paar Handschuhe je TN.
- Arbeitsblätter „Blätter im Wind“, Kopiervorlage siehe Anhang, S. 170.
- Falls vorhanden: *Arbos – Das Baumspiel.*
- Kartenspiel *Nousknacker 1*, ein Spiel je zwei TN.
- Anschauungsmaterial: ~rinde, Kork (von der Korkeiche), Holz, Blätter, Nadeln, ~wolle, Säge ...

Denk-Werkstatt®-Spiel: BÄUME

1. Welche Bäume verlieren im Winter ihr Grün? Denk-Werkstatt®.

2. Welcher Baum steht im Mittelpunkt bei einem bedeutenden christlichen Fest? Laubbäume.

3. Welcher Baum steht in einem bekannten deutschen Volkslied am Brunnen vor dem Tore? Weihnachtsbaum.

4. Welches ist ein besonders hochwachsender Nadelbaum? Lindenbaum.

5. Womit sind Bäume in der Erde verankert und nehmen ihre Nahrung auf? Mammutbaum.

6. Wie wird der obere Teil eines Baums bezeichnet? Wurzeln.

7. Wie heißen die Früchte der Eiche? Krone, Wipfel.

8. In welcher Jahreszeit wird – besonders in Regionen mit vielen Obstbäumen – die Baumblüte bewundert? Eicheln.

9. Wie wird der in der Erde verbliebene Rest eines abgeholzten Baums genannt? Frühjahr.

10. Wo werden junge Bäume und Sträucher gezüchtet? Baumstumpf, Baumstrunk.

11. Was umgibt einen Baumstamm außen? Baumschule.

12. Wie heißt ein hoher runder Kuchen, der schichtweise gebacken wird? Rinde.

13. Wie wird die Gesamtheit oder die Anzahl der Bäume in einem Gebiet genannt? Baumkuchen.

14. Wie heißt die Linie im Gebirge, oberhalb derer keine Bäume mehr wachsen? Baumbestand.

15. Welcher Laubbaum ist an seinem weißen Stamm zu erkennen? Baumgrenze.

16. Welcher Baum mit hängenden Ästen und Zweigen ist für sein weiches, biegsames Holz bekannt, das u.a. zum Korbflechten verwandt wird? Birke.

17. Wie heißt die Stelle am Baum, an der sich ein Ast in zwei Richtungen teilt? Weide.

18. Wie heißt ein eingegrenztes Waldgebiet, meist in öffentlichem Besitz, das wirtschaftlich genutzt wird? Astgabel.

19. Wie wird ein dicht mit Bäumen bewachsenes Gebiet bezeichnet? Forst.

20. Welcher große Laubbaum mit fünffingrigen Blättern trägt im Herbst kugelige, braun glänzende Früchte in einer stachlig grünen Hülle? Wald.

21. Welcher veraltete Begriff für einen kleinen Wald wird in der Poesie verwandt? Kastanie.

22. Wie heißt der abgetrennte Bereich eines Waldes, in dem junge Bäume angepflanzt werden? Hain.

23. Was bauen sich Kinder gern im Geäst? Schonung.

24. Wie wird das Absterben des Waldes durch Umwelteinflüsse genannt? Baumhaus.

25. Welchen Baum brauchen im Haus lebende Katzen, um ihre Krallen zu pflegen? Baumsterben.

26. Was außer Umwelteinflüssen bedroht die Gesundheit von Bäumen? Kratzbaum.

27. Welche Bäume soll man – einem alten Sprichwort zufolge – nicht verpflanzen? Schädlinge.

28. Für welche Art Bäume ist der Schwarzwald bekannt? Alte.

29. Welcher wichtige Rohstoff wird aus Bäumen gewonnen? Tannen, Nadelbäume.

30. Welches sich jährlich bildende und im Querschnitt des Baumstamms erkennbare Wachstumszeichen steht auch als Symbol für Lebensalter? Holz.

31. Jahresringe.

3.2 Faschen

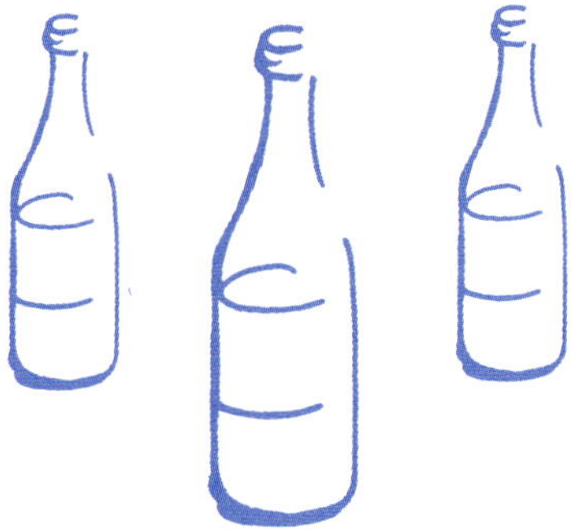

Lieder

- „Ein Heller und ein Batzen"
- „Im Krug zum grünen Kranze"
- …

Übungen

- **Keulenkarussell:** Benötigt werden je TN zwei Keulen. Die TN üben einzeln.
  Mit einer Keule
  - Armpendeln neben dem Körper rechts und links im Wechsel mit Übergabe der Keule vorn.
  - Armschwingen neben dem Körper rechts und links im Wechsel mit Übergabe der Keule vorn.
  - Die Keule wird vor dem Körper auf dem Boden aufgestellt, abwechselnd mit dem rechten und linken Unterschenkel einwärts und auswärts um die Keule herumkreisen.

  Mit zwei Keulen
  - Beide Keulen werden vor dem Körper aufstellen und der rechte und linke Unterschenkel beschreiben abwechselnd Achterbewegungen um die Keulen.
  - Ein Arm pendelt oder schwingt neben dem Körper, der andere kreist gleichzeitig vor dem Körper.
  - Eine Keule wird vor dem Körper aufgestellt, die andere zum Pendeln oder Schwingen mit dem Arm benutzt, gleichzeitiges Schwingen bzw. Pendeln mit dem rechten Arm und Kreisen um die Keule mit dem linken Unterschenkel, danach gegengleich.

- **Keulenwurf:** Benötigt werden drei Keulen für je 4-6 TN, fünf Tennisringe.
  Es werden Kleingruppen mit je 4-6 TN gebildet. Jede Gruppe stellt ihre drei Keulen in einiger Entfernung auf. Die TN haben jede fünf Versuche, um Tennisringe über die Keulen zu werfen, ohne dass diese umfallen. Wer bzw. welche Gruppe sammelt die meisten Punkte?

- **Hanteltraining:** Benötigt werden je TN zwei kleine Wasserflaschen aus Kunststoff mit Griffmulde, gefüllt mit Wasser oder Sand.
  Die TN üben einzeln, in jeder Hand eine Flasche. Ein Arm in Vorhalte,

Handfläche nach oben, Arm beugen und strecken im Wechsel, gleichzeitig anderen Arm seitlich neben dem Körper, aus der Ausgangsposition am Körper anliegend, gestreckt in Schulterhöhe bringen und senken im Wechsel. Arme wechseln.
- Arme gleichzeitig zum Körper hin und vom Körper wegbewegen.
- Arme gegengleich bewegen.

➢ **Flaschen-Kim:** Benötigt werden verschiedene Flaschen mit unterschiedlichen Formen und Gerüchen, zum Teil außerdem mehrere Tastsäckchen, je TN Papier und Stift.
- Klänge erkennen: Die TN schließen die Augen, während die GL mit jeweils einer Flasche und gegebenenfalls einem anderen Gerät, z.B. Flaschenöffner, oder mit zwei Flaschen gleichen Materials Klänge erzeugt. Die TN öffnen anschließend wieder die Augen und raten, von welcher der Flaschen in ihrer Mitte der Klang stammte.
- Formen erkennen: Die TN betrachten ausgiebig die verschiedenen Flaschen in ihrer Mitte und besprechen die unterschiedlichen Formen und Materialien. Anschließend schließen die TN die Augen, während die GL jeweils eine Flasche in ein Tastsäckchen legt. Die Säckchen (entweder unterschiedlich oder nummeriert) werden herumgegeben und betastet, ohne dass die TN dabei miteinander sprechen. Am Ende schreiben alle TN auf, welche Flasche sie in welchem Säckchen vermuten. Schließlich werden die Ergebnisse verglichen und die geheimnisvollen Säckchen gelüftet.

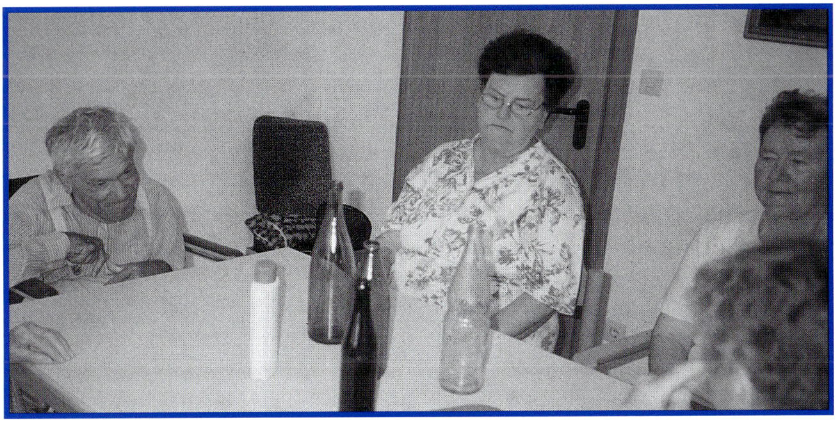

- Gerüche erkennen: Die Auswahl an Flaschen in der Mitte wird wieder ausgiebig betrachtet, besprochen und unter die Nase gehalten. Die Gerüche der ehemaligen Inhalte, z.B. Essig, Shampoo, Bier ..., sollen dabei erkannt werden. Danach erfolgt eine Runde mit geschlossenen Augen, bei der die bereits erkannten Gerüche wieder zugeordnet werden sollen. Rieche ich gerade an der Essigflasche oder duftet es eher nach Shampoo?
  Alternativ können zum Riechen auch Filmdosen verwandt werden, die jeweils ein kleines Stück Schwamm, getränkt mit einem Aroma, enthalten. Die Schwämme halten das Aroma in den verschlossenen Dosen relativ lange.

➢ **Nousknacker 1**: Benötigt wird ein Kartenspiel für je 4-6 TN.
Es wird in Kleingruppen zu 4-6 TN gespielt. Die Karten werden gemischt. Anschließend erhält jede Spielerin drei Karten, die sie aufnimmt. Der Rest wird als Stapel verdeckt, die oberste Karte offen daneben, in die Mitte, gelegt.

- Reihum sind die TN an der Reihe. Wer am Zug ist, vergleicht die Zeichen auf der Karte in der Mitte mit denen auf ihren eigenen drei Karten. Gibt es auf einer der Karten ein Zeichen, das mit einem auf der Karte in der Mitte übereinstimmt, so kann sie diese darauf legen und sich eine neue Karte vom Stapel nehmen. Die nun oben liegende Karte ist die neue Vergleichskarte, an der sich die nächste Spielerin in der Runde orientieren muss. Wer nichts ablegen kann, passt und gibt das Spiel weiter. Das Spiel ist zu Ende, wenn keine Karten mehr auf dem Stapel sind.
- Wie oben, aber wer nichts ablegen kann, nimmt trotzdem eine weitere Karte dazu. Wer hat bei Spielende die wenigsten Karten auf der Hand?
- Wie oben, aber es wird nicht reihum gezogen, sondern jede kann ständig von ihren drei Karten ablegen, wenn sie eine Übereinstimmung entdeckt. Ist eine anderere Spielerin schneller und passt die vorgesehene Karte nun nicht mehr, muss sie sie bis zur nächsten Gelegenheit auf der Hand behalten. Bei dieser Version entsteht etwas Hektik und Gerangel.

➢ **Von jetzt bis gleich ...**: Benötigt werden viele Schraubverschlüsse von Sprudelflaschen (Achtung: ohne scharfe Kanten!), je TN ca. sieben

Stück, außerdem je ein Satz Arbeitsblätter – Karoraster, versetzte Karos blanko, versetzte Karos mit Zahlen – *siehe Anhang, S. 171ff.*

- Die GL oder eine TN legt auf dem Karoraster (beginnend mit 16 Karos, später Raster mit 25 Karos) zunächst vier, bei späteren Durchgängen bis zu sieben, Schraubverschlüsse auf beliebige Felder. Die TN betrachten die Anordnung wenige Sekunden lang. Danach wird die Vorlage abgedeckt und jede TN versucht, auf ihrem Arbeitsblatt die Schraubverschlüsse in gleicher Formation anzuordnen.
- Wie oben, aber es wird das Arbeitsblatt mit den versetzten Karos anstelle des gleichmäßigen Rasters eingesetzt.
- Wie oben, aber es wird das Arbeitsblatt mit den versetzten Karos mit Ziffern benutzt. Die GL zeigt keine Vorlage mehr, sondern nennt nur noch eine Ziffernfolge. Nach Ende der Ankündigung legen die TN ihre Schraubverschlüsse auf die Felder mit den genannten Ziffern.
- Wie oben, aber nachdem einige Zeit mit der Vorlage mit Zahlen gearbeitet wurde, sollen sich die TN die Positionen der Ziffern einprägen und nur noch die leere Vorlage benutzen. Die GL spricht wieder eine Zahlenfolge vor und die TN legen die Verschlüsse dort ab, wo sie die entsprechenden Zahlen in Erinnerung haben.

Statt mit Schraubverschlüssen kann auch mit bunten Spielfiguren aus beliebigen Brettspielen (*Halma, Mensch ärgere dich nicht ...*) geübt werden. Dabei lassen sich die Farben als zusätzliche Komponente einsetzen. Jetzt geht es nicht nur darum, Figuren an den richtigen Stellen zu deponieren, sondern es soll gezielt die rote Figur auf ihrem Feld stehen, genauso wie die blaue an ihre Position gehört. Bei dieser Version sollte mit drei Figuren begonnen werden.

➢ **Arbeitsblatt „Buchstabensalat Getränke“:** Je TN ein Arbeitsblatt, Folie und Folienstift *(Kopiervorlage s. Anhang ab S. 175).*

➢ **Flaschendrehen:** Benötigt werden eine Flasche und ein Satz Buchstabenkarten.

- Die Gruppe sitzt im Kreis, die Flasche in der Mitte. Eine TN zwirbelt die Flasche. Die Person, auf die der Flaschenhals zeigt, wenn sie zum Stillstand kommt, zieht eine Buchstabenkarte und soll zu einem vorher vereinbarten Themengebiet – z.B. *Getränke* – einen Begriff mit dem gezogenen Anfangsbuchstaben nennen. Wurde ein richtiger

Begriff genannt, wird die Karte aus dem Spiel genommen. Die anderen TN ergänzen gegebenenfalls vorher weitere Begriffe mit diesem Buchstaben.

- Wie oben, aber es wird nur reihum ein Buchstabe gezogen. Wer zieht, muss nicht allein einen Begriff nennen, sondern die ganze Gruppe trägt alles zusammen, was ihr dazu einfällt.

➢ **Denk-Werkstatt®-Spiel:** Fragen und Antworten für GL am Themenende.

Gesprächsimpulse

➢ *Sprüche und Redewendungen*: Eine F~[25] sein; zur ~ greifen; zu tief in die ~ schauen ...

➢ *Symbol für:* Untauglich, zu nichts zu gebrauchen, Mangel an Mut ...

➢ *Arten:* Flüssigkeitsbehälter, Gasbehälter, Trinkgefäß ...; Pfand~, Einweg~ ...

➢ *Bestandteile, Materialien*: ~hals, ~öffnung, ~boden, ~körper ...; Glas, Kunststoff, Steingut, Metall, Leder ...

➢ *Berufe:* Gastwirt, Kellermeister, Brauer, medizinisches Personal, Feuerwehr, Taucher ...

➢ *Wörter:* Baby~, Nuckel~, Milch~, Bier~, Wasser~, Sprudel~, Cola~, Bügel~, Parfüm~, Shampoo~, Schaumbad~, Thermos~, Wärm~, Gummi~, Infusions~, Gas~, Sauerstoff~, Urin~, ~post, ~zug, ~kürbis, ~öffner, ~verschluss, ~korken, ~grün ...

➢ *Dies und das:* Buddel, Pulle, Bocksbeutel, Leergut, Litermaß, Kronenkorken, Glascontainer, Recycling, Farben, Glashütte, Formen, Scherben ...

Material

➢ Je TN zwei Keulen.

➢ Tennisringe, einer je TN.

➢ Je TN zwei kleine Wasserflaschen aus Kunststoff mit Griffmulde, gefüllt mit Wasser oder Sand.

➢ Schraubverschlüsse von Sprudelflaschen, je TN ca. sieben Stück (alternativ: bunte Spielfiguren aus Brettspielen wie *Halma, Mensch ärgere dich nicht* ...).

➢ Arbeitsblätter „Buchstabensalat Getränke", *(Kopiervorlage siehe Anhang, S. 175).*

➢ Papier und Stifte für alle TN.

➢ Kartenspiel *Nousknacker 1*, ein Spiel für je 4-6 TN.

➢ Anschauungsmaterial: div. ~ (Milch~, Bier~, Wasser~, Parfüm~ ..., die zum Teil nach Möglichkeit noch Gerüche nach ihrem ursprünglichen Inhalt haben sollten), Riechfläschchen, Spielfiguren, Keule, ~verschlüsse, ~etiketten, ~öffner ...

Denk-Werkstatt®-Spiel: FLASCHEN

1. Welche Flasche ist nur geliehen und kann wieder ins Geschäft zurückgebracht werden? Denk-Werkstatt®.

2. Wo können alte gläserne Einwegflaschen ordnungsgemäß entsorgt werden? Pfandflasche.

3. In welchen Behältern – außer in Flaschen – werden Erfrischungsgetränke und Bier verkauft? Glascontainer.

4. Welche Behälter – außer Flaschen – sind für Säfte und Milch verbreitet? Dosen.

5. Welche besondere Verschlussart hatten früher alle und haben heute nur noch wenige Bierflaschen? Tetrapack.

6. Auf welchen Flaschenverschluss aus Naturmaterial mögen Weintrinker noch immer nur ungern verzichten, obwohl er gelegentlich den Geschmack unangenehm verändert? Bügelverschluss.

7. Wie heißt der obere, meist schlanke Teil einer Flasche? Korken.

8. Wie heißen die Flaschen, die schon nach einmaligem Gebrauch entsorgt werden? Flaschenhals.

9. Welches Material, das bei vielen Gesellschaftsspielen zum Einsatz kommt, hat die Form von Miniaturflaschen? Einwegflaschen.

10. Welches melonenartige große Gemüse wächst am Boden, wird im Herbst oft als Dekoration verwendet und hat bei manchen Sorten die Form einer Flasche? Spielfiguren.

11. Welche Farbe haben in der Regel Wasserflaschen? Kürbis.

12. Womit werden meist Sprudelflaschen verschlossen? Weiß, klar.

13. Welches Getränk gärt in Flaschen? Schraubverschluss.

14. Wie wird ein Baby oder Kleinkind genannt, das nicht gestillt wird? Sekt, Champagner, Schaumwein.

15. Welchen Verschluss haben heute die meisten Bierflaschen? Flaschenkind.

16. Mit welchem spiralförmigen Gegenstand lassen sich Weinflaschen öffnen? Kronenkorken.

17. Welche Flaschen kommen bei Tauchern zum Einsatz? Korkenzieher.

18. Wie wird die Nachbildung eines Schiffs in einer gläsernen Ummantelung genannt? Sauerstoffflaschen.

19. Wie werden manchmal Briefe durch Gewässer befördert, z.B. als Lebenszeichen von Schiffbrüchigen oder als Kinderspiel? Flaschenschiff, Buddelschiff.

20. Welche technische Konstruktion verringert den Kraftaufwand beim Heben von Lasten? Flaschenpost.

21. Wie heißt die Abteilung oder Stelle in Super- und Getränkemärkten, bei der leere Flaschen zurückgegeben werden können? Flaschenzug.

22. Welche Flasche verschafft dem Menschen bei Krankheit oder Kälte angenehme Temperatur? Leergutannahme.

23. Welche Flasche kommt zum Einsatz, wenn jemand am Tropf hängt? Wärmflasche.

24. Wie sollte der Inhalt einer Flasche von außen zu erkennen sein? Infusionsflasche.

25. Wie werden kleine, oft kunstvoll gestaltete Fläschchen mit duftendem Inhalt genannt? Am Etikett.

26. Welches Gerät wird zum Öffnen einer Bierflasche benötigt? Parfümfläschchen, Flakons.

27. In welcher Maßeinheit wird der Flascheninhalt angegeben? Flaschenöffner.

28. Welche Flaschen garantieren, dass Ausflügler unterwegs von zu Hause mitgenommene heiße oder kalte Getränke zu sich nehmen können? Liter.

29. Wo werden Glasflaschen hergestellt? Thermosflaschen.

30. Welches traditionelle Gymnastikgerät hat die Form einer Flasche? Glashütte.

31. Keule.

3.3 Garn

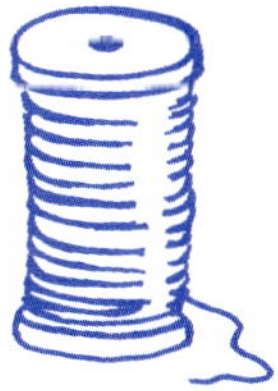

Übungen

➢ **Wollewickeln:**
- Wie beim Garnwickeln, das vom Strang auf ein Knäuel gewickelt wird, drehen alle TN schnell die Unterarme vor dem Körper aus dem Ellbogen heraus umeinander, vorwärts und rückwärts. Dabei sollen sich die beiden Arme nicht berühren.
- Wie oben, aber anstelle der Unterarme drehen sich jeweils schnell die Finger umeinander – beide Daumen, beide Zeigefinger usw.
- Wie oben, aber es wird zu Paaren geübt. Beide sitzen einander gegenüber, eine den rechten, eine den linken Arm in Vorhalte. Der rechte Unterarm von A dreht sich um den linken von B. Dabei sollen die Arme möglichst eng umeinander drehen, aber ohne sich gegenseitig zu berühren.

- Wie oben, aber die Partnerinnen drehen jeder ihre beiden Unterarme.
- Wie oben, aber der rechte Arm wird einwärts, der linke auswärts gedreht.

➢ **Tanz auf dem Seil:** Benötigt werden viele kurze oder ein langes, dickes Tau, das in vielen Kurven und Schwüngen auf dem Boden ausgelegt wird.
- Dicht am Tau entlang drumherum gehen.
- Wie oben, aber auf den Ballen gehen.
- Wie oben, aber mit überkreuzenden Schritten gehen, den linken Fuß rechts vom Seil aufsetzen, den rechten Fuß links vom Seil.
- Vorwärts über das Tau balancieren.
- Seitwärts über das Tau balancieren.
- Rückwärts über das Tau balancieren (dabei Handfassung mit einer Partnerin, die neben dem Tau geht).
- Wie oben, aber mit geschlossenen Augen (dabei Handfassung mit einer oder zwei Partnerinnen, die neben dem Tau gehen).

➢ **Tauziehen mit den Füßen:** Benötigt wird ein Seil für je zwei TN.
Die TN bilden Paare. Beide Partnerinnen sitzen sich mit entsprechendem Abstand gegenüber, zwischen sich der Länge nach ein Seil. Das Seil wird mit beiden Füßen gegriffen und das Tauziehen kann beginnen.

➢ **Knoten:** Benötigt wird je TN ein Seil, das zu einem Knoten verwunden wird.
- Das Seil hochwerfen und auffangen.
- Das Seil in der linken Hand halten, rechtes Knie hochheben und gleichzeitig das Seil mit der linken Hand hochwerfen, mit der rechten Hand fangen und wieder hochwerfen, während das linke Knie gehoben wird. Mit zügigem Hand- und Kniewechsel mehrmals wiederholen.
- Rechtes und linkes Knie in schnellem Wechsel nacheinander hochziehen und das Seil in Achterform darunter durchgeben in beiden Richtungen.

Mit entknotetem Seil
- Die TN stehen hintereinander auf der Kreisbahn. Jede hält beidhändig das Seil vor dem Körper, steigt nacheinander mit dem rechten und linken Bein darüber und gibt es anschließend schräg nach rechts hinten an die nächste TN weiter. Das nächste Seil wird zuerst mit dem linken, dann mit dem rechten Bein durchschritten und dann schräg nach links hinten weitergegeben.

- Wie oben, aber mit doppelt gelegtem und beim Durchschreiten tief gehaltenem Seil. Vor dem Weitergeben wird der Körper jedes Mal wieder aufgerichtet.

➢ **Rollende Knäuel:** Benötigt werden je 4-6 TN drei Garnknäuel in verschiedenen Größen und Farben.
Die Gruppe sitzt im Kreis und rollte zunächst ein Knäuel sehr schnell kreuz und quer einander zu. Sobald ein zweites Knäuel hinzukommt, wird verabredet, dass eines nur mit der rechten Hand anzunehmen und abzugeben ist, das andere nur mit der linken. Wird das dritte Knäuel ins Spiel genommen, so ist es jeweils mit beiden Händen zu spielen.
- Wie oben, aber die Zuordnung der Hände zu den Farben der Knäuel wird ständig auf Zuruf gewechselt. War eben noch das rote Knäuel mit rechts, das gelbe mit links und das blaue mit beiden Händen anzunehmen, so gilt jetzt blau rechts, gelb beide und rot links.

➢ **Nousknacker 1:**
Die TN teilen sich jeweils zu zweit ein Kartenspiel. Je TN wird halbes Spiel benötigt.

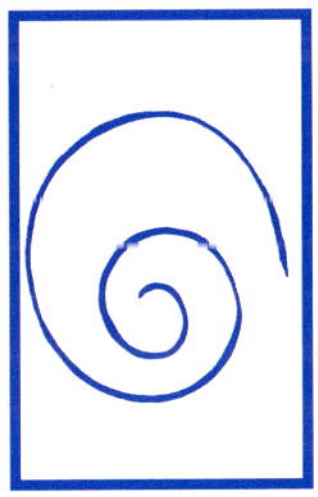

- Jede sortiert zügig den eigenen Kartenstapel. Dabei sind alle Karten herauszufinden, die mindestens eines der folgenden Zeichen enthalten:
  G, A, R, N, 8 (*Symbol s. Abb.).*

Wer seinen Stapel fertig sortiert hat, macht einen zweiten Durchgang, dieses Mal langsamer, um festzustellen, ob bzw. wie viele Karten im ersten Durchgang übersehen wurden.
- Benötigt wird ein Kartenspiel und je TN ein Garnknäuel (nicht zu dünnes Garn!). Die TN ziehen jeweils eine Karte und legen mit Garn die auf der Karte abgebildeten Symbole nach (alternativ: mit Gymnastikseilen).
- Wie oben, aber es wird zu Paaren gespielt. A legt ein beliebiges Zeichen einer *Nousknacker-Karte* mit Garn (oder Seil), während B die Augen geschlossen hält. B soll das fertige Zeichen mit den Händen (beim Seil gegebenenfalls mit den Füßen) ertasten. Danach wird dieses abgedeckt und B soll das Zeichen benennen, beschreiben oder auf Papier nachzeichnen.

- **Von jetzt bis gleich ...:** Benötigt werden viele sehr kleine Stücke (jeweils ca. 5 cm) von verschiedenen Garnen in mehreren Farben, je TN ein gleicher Satz.
  Die GL oder eine TN legt eine Folge verschiedener Garnstücke, anfangs vier, bei späteren Durchgängen bis zu sieben, für alle sichtbar aus. Alle TN betrachten die Folge kurz, danach wird sie abgedeckt und alle versuchen, aus ihrem eigenen Satz von Garnstücken die gleiche Folge nachzulegen.

- **Arbeitsblatt „Garngewirr":** Je TN ein Arbeitsblatt *(Kopiervorlage s. Anhang S. 176).*

- **Denk-Werkstatt®-Spiel:** Fragen und Antworten für GL am Themenende.

Gesprächsimpulse
- *Sprüche und Redewendungen:* Jemandem ins G~[26] gehen; jemanden um~en; langes Fädchen – faules Mädchen; am seidenen Faden hängen, in den Seilen hängen, etwas ist ein Tanz auf dem Seil ...
- *Symbol für:* Gefangen, ausschweifend.
- *Arten:* Wolle, Strick~, Näh~, Stopf~, Stick~, Zwirn, Cablé, Schnur, Faden ...
- *Bestandteile:* Naturfaser, Synthetikfaser; Baumwolle, Wolle, Seide, Nylon, ...
- *Berufe:* Spinner, Weber, Färber, Angler, Fischer, Arzt ...
- *Wörter:* Seemanns~, Kamm~, ~rest, ~ieren ...
- *Dies und das:* Faser, Lianen, Bast, Docke (Garnmaß), docken, wickeln, spulen, Schafe, Handarbeit, Fadenspiele, Spinnerei, Weberei. Knoten, Seil, Strick, Tau ...

Material
- Ein großes Tau.
- Je TN ein Gymnastikseil.
- Je TN ein Garnknäuel, verschiedene Farben.
- Viele kleine Garnstücke, je ca. 5 cm lang, in mehreren Farben und unterschiedlichen Qualitäten, je TN ein gleicher Satz.
- Arbeitsblätter „Garngewirr", Kopiervorlage siehe Anhang, S. 176.
- *Kartenspiel Nousknacker 1*, ein Spiel für je 2 TN.
- Anschauungsmaterial: verschiedene Garne aus Naturfasern und Synthetik in mehreren Farben, ~spulen, ~rollen, ~ im Strang, als Knäuel, auf einer Spindel, Spinnrad, Webschiffchen, Textilstoff, Bild einer Raupe ...

Denk-Werkstatt®-Spiel: GARN

1. Von welchen Tieren gibt es ein Produkt, aus dem sich u.a. Pullover herstellen lassen? Denk-Werkstatt®.

2. Mit welchem Gerät wird Wolle zu Garn verarbeitet? Schafe.

3. Was ergibt sich aus Wolle nach dem Spinnen? Spinnrad.

4. Bei welcher Handarbeit werden zum Verarbeiten des Garns zwei Nadeln gleichzeitig gebraucht? Faden.

5. Als was wird ein gesponnener oder gedrehter Faden bezeichnet? Stricken.

6. Welcher besonders feste Faden wird zum Nähen stark beanspruchter Nähte benutzt? Garn.

7. Welcher Stoff wird von einer bestimmten Raupenart produziert? Zwirn.

8. Welche Puppen hängen an Fäden? Seide.

9. Wie sind – dem Volksmund zufolge – Mädchen, die einen langen Faden zum Nähen benutzen? Marionetten.

10. Wie wird ein besonders verarbeitetes, mehrfach gedrehtes Garn genannt? Faul.

11. Womit wurden früher Löcher in Strümpfen geschlossen? Cablé.

12. Auf was wird Garn aufgewickelt, das in einer Nähmaschine verarbeitet wird? Stopfgarn.

13. Aus welcher Naturfaser werden Garne hergestellt, die u.a. bei der Herstellung von Wäsche oder Topflappen Verwendung finden? Spule.

14. Welche Bezeichnung beschreibt ein glattes, feines Garn aus Wolle, das durch Kämmen mit einer Kämmmaschine geglättet wurde? Baumwolle.

15. Mit welcher Technik wird aus Garn ein Gewebe hergestellt? Kammgarn.

16. Wie wird ein langes, dünnes Seil oder Band genannt? Weben.

17. Aus welchem Material wird ein Seil gedreht? Schnur.

18. Wie wird ein starkes, dickes Seil genannt? Hanf, Draht.

19. Aus welchem Garn werden Gobelins hergestellt? Tau.

20. Welches Baumwollgarn aus mehreren Fäden heißt wie ein Modetanz der 50er und 60er Jahre? Stickgarn.

21. Wie wird ein gedrehter Strick oder eine Leine aus festem Material genannt? Twist.

22. Welches Garn ist für Hobbyfischer unentbehrlich? Seil.

23. In welchem Bereich der Medizin wird mit Garn umgegangen und genäht? Angelschnur.

24. In welcher Einrichtung werden Garne in ihrer Farbgebung verändert? Chirurgie.

25. Welches Garn wird benötigt, um z.B. Knöpfe anzunähen? Färberei.

26. Welche Garne werden nicht aus Naturfasern hergestellt? Nähgarn.

27. Welches kugelartige Gebilde ergibt sich aus aufgewickeltem Garn? Synthetikgarne.

28. Wie wird eine fantasievoll ausgeschmückte Geschichte, erzählt von Seeleuten, genannt? Knäuel.

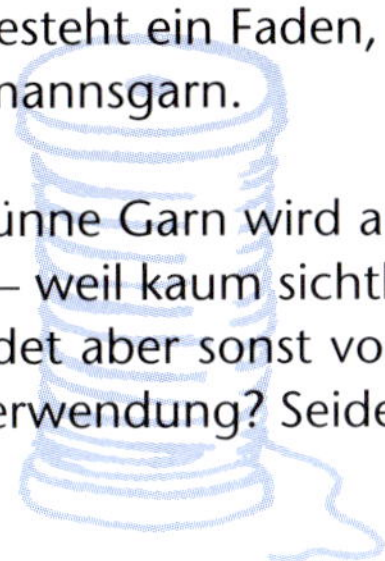

29. Aus welchem Material besteht ein Faden, an dem etwas hängt, das sehr zweifelhaft ist? Seemannsgarn.

30. Welches sehr haltbare dünne Garn wird aus einer synthetischen Faser hergestellt und wird – weil kaum sichtbar – u.a. zum Aufhängen von Bildern benutzt, findet aber sonst vor allem in der Herstellung von Damenstrümpfen Verwendung? Seide.

31. Nylongarn.

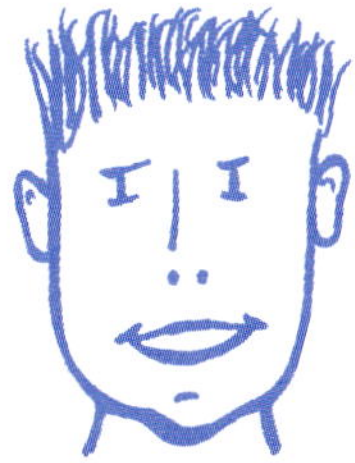

3.4 Gesichter

Übungen

➢ **Panto-Mimik:** Bei dieser Übung geht es um Gesichtsgymnastik. Das Grimassenschneiden braucht für viele Erwachsene zunächst etwas Überwindung, macht aber anschließend umso mehr Spaß.

Auf Ansage der GL verändern alle TN möglichst intensiv ihren Gesichtsausdruck, ziehen ein entsprechendes Gesicht – die Stirn runzeln, die Nase rümpfen, die Augen zusammenkneifen, den Mund weit öffnen, die Wangen aufblasen und mit den Fingern eindrücken, die Zähne zeigen, die Mundwinkel weit nach außen ziehen ...

- Auf Ansage der GL mit dem Gesicht verschiedene Gefühle zum Ausdruck bringen – traurig, freudig, nachdenklich, enttäuscht, überrascht ...
- Mit den Fingerkuppen beider Hände sanft das eigene Gesicht ausklopfen – mit den Fingern der rechten Hand an der linken Halsseite beginnend, dann mit den Fingern der linken Hand die rechte Halsseite, von unten nach oben, schließlich bis ins Gesicht.
- Um die Augen herum mit Daumen und Zeigefingern beider Hände sanft von innen nach außen und von der Nasenwurzel zum Haaransatz hin die Haut zupfen.
- Mit den Fingern das gesamte Gesicht ausstreichen.

➢ **Luftballonspiele:** Je TN ein Luftballon, auf den mit Filzstiften (am besten wasserfeste Folienschreiber) Gesichter gemalt werden.

- Die TN kneten ihr Gesicht zwischen den Handflächen, geben ihm immer wieder einen anderen Ausdruck.
- Die Finger werden einzeln eingesetzt. Es gilt, den *Kopf* nur zwischen beiden Daumen zu halten, diese leicht hineinzudrücken und wieder locker zu lassen, danach in gleicher Weise mit den übrigen Fingern verfahren.
- Der Ballon wird hochgeworfen und wieder gefangen im Wechsel. Wer mag, kann ihn dabei um die eigene Längs- oder Querachse drehen.
- Das Drehen ist nicht nur im Flug möglich, sondern beim Halten mit beiden Händen. Dabei laufen die einzelnen Finger möglichst schnell über die Oberfläche und drehen so den Ballon.
- Die Ballons werden – Gesicht den TN zugewandt – zwischen den Knien eingeklemmt. Dann ist die Informations-Verarbeitungs-Geschwindigkeit gefragt, denn auf Ansage der GL soll jeder möglichst schnell auf den rechten Mundwinkel, das linke Auge, die Nasenspitze usw. zeigen; schwierig wird's, wenn die Gruppe eine andere Zuordnung der Gesichtsteile vereinbart, z.B. bei „Nase" immer auf den Mund zu deuten und umgekehrt.
- Wie oben, aber für das schnelle Antippen werden bestimmte Finger benutzt – rechter Ringfinger zum linken Nasenloch, linker Mittelfinger zum rechten Ohr usw.
- Die Ballons haben verschiedene Farben. Die GL nennt eine Farbfolge und die TN heben in der entsprechenden Reihenfolge ihre Ballons in Hochhalte – z.B. rot, grün, gelb, rot, blau – dann gehen zuerst alle roten Ballons für einen kurzen Moment in die Höhe, danach die grünen, die gelben, wieder die roten und schließlich die blauen usw.
- Es sind nur drei Ballons in verschiedenen Farben im Umlauf, die kreuz und quer im Kreis zugespielt werden. Dabei darf der rote Ballon nur mit der rechten, der gelbe nur mit der linken und der blaue mit bei den Händen gespielt werden.

➢ **Gesichter suchen:** Grundlage dieser Übung bilden einfache Gesichter, die so genannten *Smilies*. Aus vielen in der Halle oder auf dem Tisch ausgelegten farbigen Zetteln mit fröhlichen ☺ und traurigen ☹ Gesichtern sollen möglichst schnell die vorher festgelegten Kombinationen herausgesucht werden. Z.B. wird zuvor abgemacht, dass die lachenden Gesichter auf rotem und die traurigen auf gelbem Untergrund zu zählen sind.

Alle TN bewegen sich durch den Raum oder mit den Augen über den Tisch und zählen still für sich, wie viele mit der gesuchten Kombination vorhanden sind. Zum Irritieren sind zahlreiche andere Kombinationen untergemischt.

➢ **Nousknacker 1:**

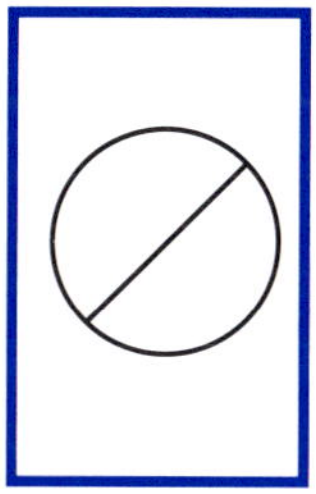

Die TN teilen sich jeweils zu zweit ein Kartenspiel. Je TN wird halbes Spiel benötigt.

- Die TN spielen zu Paaren. Gemeinsam soll in der Mitte zwischen den beiden TN das Wort *Gesicht* gelegt werden. Jeder sortiert zügig den eigenen Kartenstapel. Dabei sind in der richtigen Reihenfolge die entsprechenden Karten herauszufinden – zuerst eine beliebige Karte, die ein G enthält, als Nächstes eine mit einem E, danach eine Karte, auf der an beliebiger Stelle ein S steht usw., bis das Wort vollständig ist. Meist sind dazu mehrere Sortierdurchgänge für den Kartenstapel notwendig, denn Karten dürfen nicht auf Vorrat aussortiert werden.
- Wie oben, aber es wird mit Joker gespielt. Als solcher gilt jede Karte, die das Symbol enthält. So kann das Wort auch mehr als einmal gelegt werden (s. Abb.).

➢ **Personenbeschreibung:**

- Zwölf Gesichter, ein vergrößerter Kartensatz für GL *(Kopiervorlage s. Anhang ab S. 177).* Die GL zeigt der Gruppe jeweils eine Gesichterkarte. Die TN versuchen dann – einzeln oder in der Gemeinschaft –, das jeweilige Gesicht möglichst genau zu beschreiben und dabei treffende Worte zu finden.
- Für eine Variation dieser Übung hat nicht nur die GL einen Satz der Gesichterkarten, sondern die TN verfügen über den gleichen Kartensatz. Die GL – oder nach einigen Durchgängen einzelne TN – beschreibt jeweils ein Gesicht. Die anderen geben schließlich jeder einen Tipp ab, wer gemeint sein könnte und legen die entsprechende Karte vor sich hin.
- Nur der Kartensatz der GL ist im Spiel, außerdem Zahlenkarten von 1-6 bzw. 12 und ein bzw. zwei Würfel. Beim ersten Durchgang wählt die GL sechs Gesichter aus, die kreisförmig angeordnet werden. Zu jeder Karte wird eine Zahlenkarte zugeordnet. Nun wird reihum gewürfelt. Die TN geben dem jeweils erwürfelten Gesicht zunächst

einen beliebigen Namen, den sich alle merken sollen. So wird z.B. das Frauengesicht mit der Nr. 5 auf den Namen *Frieda* getauft, der Mann mit Nr. 2 *Hermann* usw. Wird ein bereits getauftes Gesicht gewürfelt, so gilt es, den Namen zu erinnern. Sind den TN alle Namen geläufig, können weitere sechs hinzugefügt werden und es kommt ein zweiter Würfel mit ins Spiel.

- **Von jetzt bis gleich ...:** Je TN werden zwölf Gesichterkarten benötigt. Alle erhalten den gleichen Kartensatz. Die GL verfügt über die gleichen zwölf Gesichterkarten, gegebenenfalls vergrößert.
  Die GL legt eine Folge von anfangs drei, bei späteren Durchgängen bis zu sieben Gesichterkarten aus. Die TN schauen die Karten einige Sekunden lang an (ca. eine Sekunde je Karte), bis die GL die Folge abdeckt. Sofort anschließend versuchen die TN jeweils für sich, die Folge mit ihren eigenen Gesichterkarten nachzulegen.

- **Denk-Werkstatt®-Spiel:** Fragen und Antworten für GL am Themenende.

Gesprächsimpulse

- *Sprüche und Redewendungen:* Sein wahres ~[27] zeigen; das ~ verlieren; jemandem ins ~ springen; den Tatsachen ins ~ blicken; von An~ zu An~; gute Miene zum bösen Spiel; jemanden aus dem ~ verlieren; im ~ geschrieben stehen; viele ~ haben; jemandem wie aus dem ~ geschnitten; gut zu ~ stehen; einer Sache ein ~ geben; ein langes ~ machen; ein ~ wie sieben Tage Regenwetter; ~kontrolle; ...
- *Symbol für:* Persönlichkeit.
- *Arten:* junge, alte, ausdrucksvolle, nichts sagende ...
- Bestandteile: Stirn, Augen, Brauen, Mund, Lippen, Nase, Wangen, Kinn ...
- *Berufe:* Friseur, Kosmetiker, Augenarzt, Gesichtschirurg, Optiker, Maskenbildner ...
- *Wörter:* ~kreis, ~ausdruck, ~feld, ~lähmung, ~muskel, ~los, ~maske, ~nerv, ~winkel, ~punkt, ~zug, ~wasser, Mond~, Allerwelts~ ...
- *Markante Merkmale:* Gesichtsform, Muttermale, Schmisse, Pigmentierung, Sommersprossen ...
- *Veränderung des Gesichts im Lebenslauf:* Persönlichkeit, Falten ...
- *Darstellungen von Gesichtern:* (Pass-)Foto, Porträt, Selbstbildnis, Silhouette ...
- *Dies und das:* Falten, Kosmetik, Masken, Tarnkappe, Fratzen, Phantombild, Model, Werbung, Piercing ...

Material

- ➢ Luftballons in verschiedenen Farben, mindestens einer je TN.
- ➢ Filzstifte zum Gesichtermalen.
- ➢ Kartenspiel *Nousknacker 1*, ein Spiel für je zwei TN.
- ➢ Zwölf Gesichter, je TN ein Kartensatz, ein vergrößerter Kartensatz für GL, *(Kopiervorlage s. Anhang, S. 177)*.
- ➢ Zwei Würfel.
- ➢ Farbige Zettel mit fröhlichen und traurigen Gesichtern (*Smilies*), Anzahl abhängig von Gruppen- und Raumgröße, ca. 50-100.
- ➢ Anschauungsmaterial: Markante Bilder/Porträts, Phantombild aus der Zeitung, Maske, Kosmetikutensilien ...

Denk-Werkstatt®-Spiel: GESICHTER

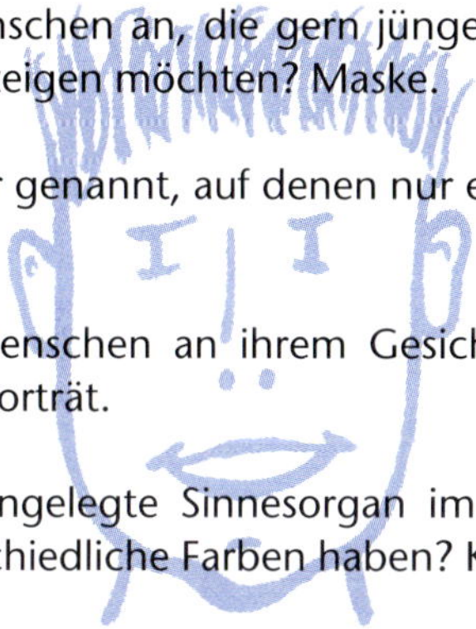

1. Wie heißt der Gegenstand, hinter dem Menschen in der Fastnachtszeit oft ihr Gesicht verbergen? Denk-Werkstatt®.

2. Was wenden Menschen an, die gern jünger aussehen und ein faltenfreies Gesicht zeigen möchten? Maske.

3. Wie werden Bilder genannt, auf denen nur ein Gesicht zu sehen ist? Lifting.

4. Was betreiben Menschen an ihrem Gesicht zur Pflege und/oder Verschönerung? Porträt.

5. Welches paarig angelegte Sinnesorgan im Gesicht kann bei den Menschen unterschiedliche Farben haben? Kosmetik.

6. Mit welchem Begriff werden Bewegungen und Ausdruck des Gesichts bezeichnet? Augen.

7. Ein anderer Ausdruck für ein Argument oder eine Betrachtungsweise. Mimik.

8. Paarig angelegte, haarige Linie über den Augen. Gesichtspunkt.

9. Sie sind für die Produktion von Lauten wichtig und werden von Frauen oft rot oder in anderen Farben angemalt. Brauen.

10. Diese Bilder erstellt die Kriminalpolizei nach Beschreibungen von Zeugen. Lippen.

11. Welche Hautveränderung macht die Gesichter älterer Menschen besonders ausdrucksvoll? Phantombilder.

12. Mit welcher unschönen Hautveränderung haben oft pubertierende Jugendliche zu kämpfen? Falten.

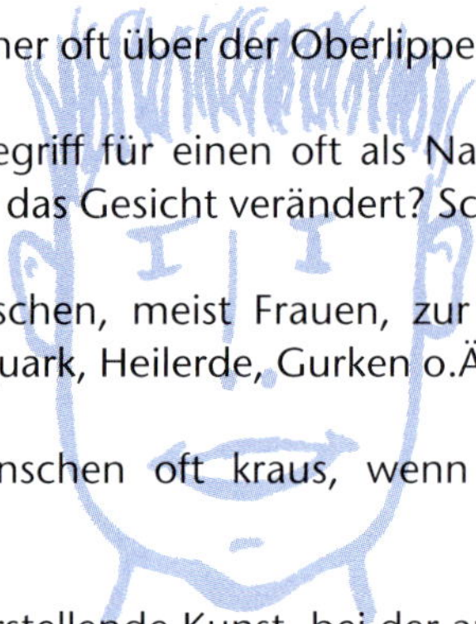

13. Was tragen Männer oft über der Oberlippe? Pickel.

14. Wie heißt der Begriff für einen oft als Nasenfahrrad bezeichneten Gegenstand, der das Gesicht verändert? Schnurrbart.

15. Was legen Menschen, meist Frauen, zur Pflege auf das Gesicht, bestehend aus Quark, Heilerde, Gurken o.Ä.? Brille.

16. Was ziehen Menschen oft kraus, wenn sie nachdenklich sind? Gesichtsmaske.

17. Wie heißt die darstellende Kunst, bei der auf Sprache völlig verzichtet wird und die Mimik besondere Bedeutung hat? Stirn.

18. Welches Riechorgan sitzt mitten im Gesicht und trägt oft Brillen? Pantomime.

19. Was machen Menschen oft „... zum bösen Spiel"? Nase.

20. Wie heißt der Beruf, bei dem Menschen die Gesichter von Schauspielern und Prominenten für den Auftritt auf der Bühne vorbereiten? Gute Miene.

21. In manchen Kulturen tragen Frauen einen solchen dunklen Punkt auf der Stirn. Maskenbildner.

22. Für – meist junge – Menschen liegt es heute im Trend, sich mit diesen Metallteilen (nicht nur) im Gesicht zu schmücken. Schönheitsfleck.

23. Bei entsprechender Sonnenempfindlichkeit bilden sich diese braunen Punkte in so manchem Gesicht. Piercing.

24. Solche Gesichter schneiden Spaßvögel und Clowns von Zeit zu Zeit. Sommersprossen.

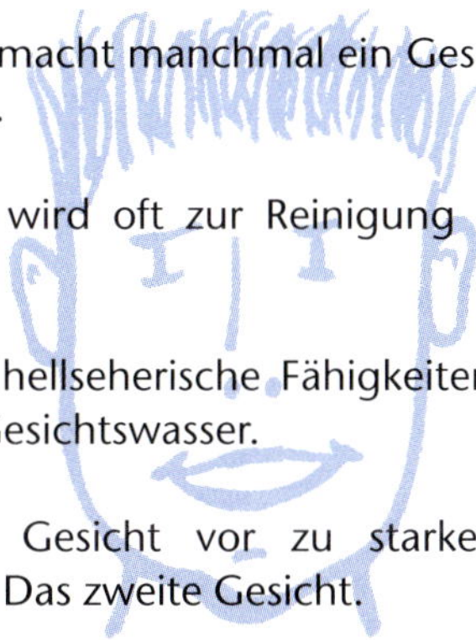

25. Wer missmutig ist, macht manchmal ein Gesicht wie sieben Tage ... Grimassen, Fratzen.

26. Welche Flüssigkeit wird oft zur Reinigung des Gesichts benutzt? Regenwetter.

27. Menschen, denen hellseherische Fähigkeiten nachgesagt werden, sollen das haben. Gesichtswasser.

28. Womit sollte ein Gesicht vor zu starker Sonneneinstrahlung geschützt werden? Das zweite Gesicht.

29. Wer Angelegenheiten realistisch und nüchtern betrachtet, sieht diesen ins Gesicht. Sonnencreme.

30. Wie wird der Umkreis genannt, den der Mensch mit dem Auge wahrnehmen kann, ohne sich dabei fortzubewegen? Den Tatsachen.

31. Wer gestaltet im Zirkus sein Gesicht mit bunten Farben und schneidet Grimassen? Gesichtskreis.

32. Clown.

3.5 Hände

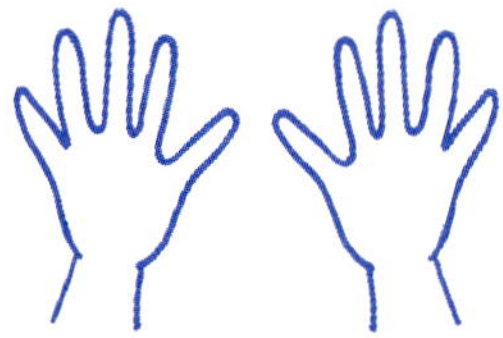

Übungen

➢ **Handzeichen:** Die TN finden sich zu Paaren zusammen.
- A schließt die Augen. B schreibt A ein beliebiges Zeichen – eine Ziffer, einen Buchstaben oder ein Symbol – in die Handfläche. Das Zeichen wird so geschrieben, wie es für A in der richtigen Leserichtung erkennbar wäre; B schreibt also quasi auf dem Kopf. A soll erraten, um welches Zeichen es sich handelt. Danach wird gewechselt.
- Wie oben, aber das Zeichen wird so geschrieben, dass es für A auf dem Kopf steht und für B der normalen Schreibrichtung entspricht.
- Wie oben, aber statt in die Handfläche wird auf den Handrücken geschrieben.
- Wie oben, aber es wird eine Folge von Ziffern oder Buchstaben geschrieben, gemerkt und am Ende zu einer Zahl oder einem Wort zusammengesetzt.

Die TN sitzen im Kreis.
- Eine TN beginnt und gibt ein Zeichen im Kreis weiter. Wer ein Zeichen von der Nachbarin empfängt, schließt bei der Übertragung die Augen und gibt das Zeichen anschließend mit geöffneten Augen an die nächste TN in der Runde weiter. Stimmt das Zeichen, das am Ende bei der letzten TN im Kreis ankommt, mit dem überein, das die Erste abgeschickt hatte?
- Wie oben, aber es wird eine Folge von Zeichen reihum weitergegeben.

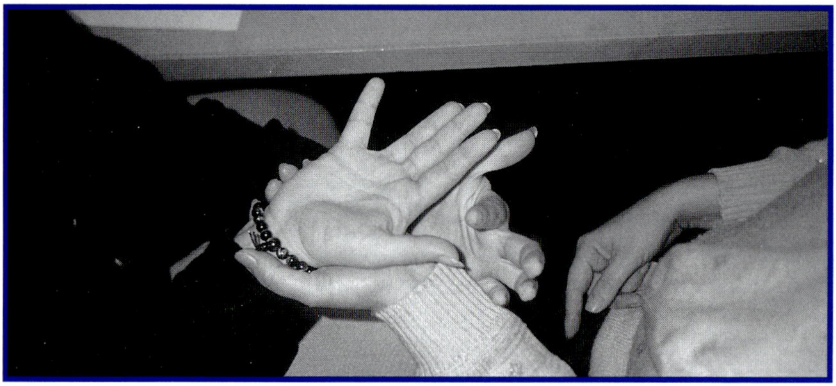

- **Handpantomime:** Die TN finden sich zu Paaren zusammen. Es wird ein Tuch, ein Plakatkarton o.Ä. mit zwei Armlöchern benötigt.
  A und B stehen nebeneinander und stecken jeweils ihre äußeren Arme durch die Armlöcher. Mit der rechten Hand von A und der linken Hand von B sollen beide gemeinsam alltägliche Aktivitäten darstellen und dabei ihre Hände so einsetzen, als gehörten sie beide derselben Person. Es wird jeweils ein Zettel gezogen, auf dem die entsprechende Aktivität geschrieben steht, z.B. ein Streichholz anzünden, sich den Schuh zubinden, mit Messer und Gabel essen, die Haustür aufschließen, mit einer Schere schneiden, ein Glas Wasser eingießen, sich die Zähne putzen, sich die Hände waschen, ein Ei in die Pfanne schlagen, eine Kartoffel schälen, sich die Haare kämmen, ein Brot schmieren, Geschirr spülen, Wäsche bügeln, Auto fahren, sich die Nase putzen, einen Knopf annähen usw. Nur A und B lesen, was auf dem Zettel steht, die anderen raten, um welche Tätigkeit es sich handelt.

- **Wettererfahrungen:** Die TN finden sich zu Paaren zusammen und machen mit den Händen jeweils ihr eigenes Wetter. Dazu steht A vor B und wendet ihr den Rücken zu. Die GL macht die entsprechenden Vorgaben und die TN versuchen, das Wetter zu spüren.
  - Es kommt leichter Wind auf => die Hände streichen sanft über den Rücken.
  - Der Wind wird stärker => die Hände streichen fester.
  - Leichter Regen tröpfelt vom Himmel => mit einzelnen Fingern sanft auf den Rücken tippen.
  - Die Tropfen werden größer und schwerer => etwas fester tippen.
  - Ein heftiger Regenschauer kommt => mit allen Fingern ganz schnell tippen.
  - Es hagelt dicke Körner => fest mit den Fäusten klopfen.
  - Der Hagel hört auf, es kommen wieder dicke Regentropfen => fest mit allen Fingern tippen.
  - Der Regen wird weniger, es fallen nur noch wenige Tropfen => mit einzelnen Fingern tippen.
  - Es kommt wieder leichter Wind auf => die Hände streichen sanft über den Rücken.
  - Er vertreibt die Wolken, die Sonne kommt => Hände an verschiedenen Stellen auflegen und jeweils kurz liegen lassen, Wärme der Sonnenstrahlen spüren.

  Anschließend wird gewechselt.

Wie oben, aber die Gruppe stellt sich im Kreis auf. Alle TN machen mit ihren Händen das Wetter für die Person vor ihnen und spüren gleichzeitig das Wetter auf dem eigenen Rücken.

➢ **Gebärdensprache:** Benötigt werden Bildkarten mit jeweils einer Gebärde. *(Kopiervorlage, siehe Anhang, S. 180f).*
Die GL zeigt für alle sichtbar jeweils eine Bildkarte. Die TN versuchen, so schnell wie möglich die dargestellte Gebärde mit der eigenen Hand nachzuvollziehen.
- Wie oben, aber es werden zwei Karten gleichzeitig gezeigt. Da die Gebärden jeweils mit der rechten Hand dargestellt sind, muss jeweils eine für die linke Seite entsprechend umgesetzt werden.

➢ „**Handball**": Benötigt wird je TN ein Ball. Die Ballart richtet sich nach der Art der Gruppe – von Jonglierball bis Gymnastikball.
- Der Ball wird zwischen den Handflächen kreisförmig gerollt, mal links-, mal rechtsherum.
- Der Ball wird zwischen den Handflächen auf- und abwärts gerollt, d.h. immer bis zum Endpunkt. Mal hält die linke Hand den Ball mit den Fingerspitzen, die rechte mit der Handwurzel, danach gegengleich.
- Mit dem Ball werden nach Vorgabe der GL oder von einer TN bestimmte Zeichen oder Formen auf dem Tisch oder auf dem Boden gerollt.
- Wie oben, aber es wird zu Paaren geübt. A rollt ein Zeichen, B soll dieses erkennen. Danach wird gewechselt.
- Der Ball wird von einer Hand in die andere geworfen.
- Der Ball wird so in die Höhe geworfen, dass möglichst häufig in die Hände geklatscht werden kann, bevor er wieder gefangen wird.
- Es wird zu Paaren geübt, die sich einen Ball gegenseitig zuwerfen und fangen.
- Wie oben, aber es gibt Vorgaben, z.B. mit der linken Hand werfen, mit der rechten fangen usw.

➢ **Handbewegung:** Die TN sitzen oder stehen im Kreis. Reihum zeigt jeweils eine TN eine bestimmte (Hand-)Bewegung, begleitet von dem Satz: „Ich heiße ... und mache immer so." Alle TN vollziehen diese Bewegung nach: „Das ist ... und der/die macht immer so." Die TN sollen sich möglichst alle (Hand-)Bewegungen merken und sie den TN konkret zuordnen.

- In der nächsten Runde tritt reihum immer eine TN in die Kreismitte – oder beugt sich etwas vor bei einer sitzenden Gruppe – und gibt sich so den anderen zu erkennen. Die anderen versuchen, so schnell wie möglich die richtige (Hand-)Bewegung zu machen.
- Wie oben, aber die Person, die an der Reihe ist, zeigt eine beliebige (Hand-)Bewegung, nur nicht die eigene. Die anderen nennen so schnell wie möglich den Namen der Person, zu der die Bewegung gehörte.

➢ **Hände ertasten:** Die TN bilden Kleingruppen zu je 4-6 Personen. Jeweils eine TN trägt eine Augenmaske. Die anderen legen ihre Hände durcheinander auf den Tisch. Die TN mit der Maske soll die Hände abtasten und die zusammengehörenden einander zuordnen.

➢ **Nousknacker 1:** Benötigt wird ein Kartenspiel für je 4-6 TN.
- Die Karten werden gemischt und als Stapel verdeckt in die Mitte gelegt. Jede TN nimmt sich drei Karten. Die oberste Karte vom Stapel wird offen in die Mitte gelegt. Auf diese Karte dürfen alle TN ablegen, sobald sie eine Übereinstimmung zwischen einer ihrer eigenen Karten und der in der Mitte liegenden Karte entdecken. Übereinstimmung bedeutet, dass ein beliebiges Zeichen der Karte in der Mitte auch auf der eigenen Karte zu sehen ist. Größe und Position der Zeichen sind dabei ohne Bedeutung. Sobald eine TN eine Karte ablegen kann, wird sofort anschließend eine neue vom Stapel genommen, sodass jede immer drei Karten in der Hand hat. Es wird gespielt, bis alle Karten abgelegt sind bzw. keine weitere mehr abgelegt werden kann.
- Es wird reihum gespielt, d.h. eine TN darf erst nach der anderen ablegen.
- Es wird keine Reihenfolge festgelegt, sondern alle können ablegen, sobald sie eine Übereinstimmung entdecken. War eine andere TN schneller, muss die Karte bis zur nächsten Gelegenheit auf der Hand behalten werden.
- Die Karten werden gemischt und als Stapel verdeckt in die Mitte gelegt. Acht Karten werden offen für alle sichtbar ausgelegt. Dabei ist auf die Ausrichtung der Karten zu achten, sodass alle einige Karten richtig und andere verdreht sehen können. Reihum ist immer eine TN am Zug, um sich ein beliebiges Zeichen auszusuchen, das auf einer der Karten abgebildet ist. Dieses Zeichen schreibt bzw. zeichnet sie mit einem Finger – in der Ausrichtung für sich selbst lesbar – auf den

Tisch. Die anderen Spielerinnen beobachten dies, versuchen, das Zeichen zu erkennen und so schnell wie möglich auf einer der aufliegenden Karten zu entdecken. Wer zuerst auf das richtige Zeichen – das auf mehreren Karten vorkommen kann – tippt, nimmt die Karte an sich und legt eine neue vom Stapel auf den Tisch. Wer konnte am Ende die meisten Karten für sich einsammeln?

- Wie oben, aber wer ein Zeichen mit dem Finger darstellt, tut dies verdreht, also als ob jemand ihm gegenüber es normal lesen sollte.

➢ **Von jetzt bis gleich ...:**

Fingertipp: Die TN finden sich zu Paaren zusammen.

- A schließt die Augen und legt beide Hände mit den Handrücken nach oben vor sich auf den Tisch. B tippt zunächst drei, bei späteren Durchgängen auch mehr Finger in einer Folge von links nach rechts an. Sofort anschließend hebt A die angetippten Finger in der gleichen Reihenfolge jeweils kurz an. Danach wird gewechselt.
- Wie oben, aber beim Antippen wird keine Reihenfolge von links nach rechts eingehalten, sondern kreuz und quer getippt – ein Finger der rechten Hand, danach zwei von der linken Hand, dann zwei rechts usw.

Fingerzeig: Benötigt wird ein großes Blatt Papier mit aufgezeichneten Händen.

Das Blatt wird so aufgehängt, dass es für alle gut sichtbar ist. Die TN legen ihre Hände vor sich auf den Tisch mit den Handrücken nach oben. Die GL deutet mit einem Zeigestock nacheinander auf anfangs vier, bei späteren Durchgängen bis zu sieben Fingern. Sofort nach Ende dieser Anzeige heben die TN in möglichst gleicher Folge die entsprechenden Finger kurz an.

Klatschrhythmen: Die GL oder eine TN gibt jeweils einen kurzen Klatschrhythmus vor. Die anderen versuchen, diesen sofort nach dem Hören nachzuvollziehen.

Gebärdenfolge: Benötigt werden Bildkarten mit Darstellungen jeweils einer Gebärde.

Die GL zeigt für alle TN sichtbar nacheinander eine Folge von Bildkarten mit je einer Gebärde, anfangs zwei, bei späteren Durchgängen drei oder vier. Sofort nach Ende der Bildkartenfolge vollziehen die TN einzeln die Handbewegungen in der gleichen Reihenfolge nach.

- **Arbeitsblatt „Fingerfertig"**: Je TN ein Arbeitsblatt *(Kopiervorlage s. Anhang ab S. 179).*

- **Denk-Werkstatt®-Spiel:** Fragen und Antworten für GL am Themenende.

Gesprächsimpulse

- *Sprüche und Redewendungen:* Die H~[28] in Unschuld waschen; ~ anlegen; jemandem die ~ reichen; um jemandes ~ anhalten; etwas hat ~ und Fuß; für etwas ein ~chen haben; von der ~ im Mund leben; die Beine in die ~ nehmen; eine ~ wäscht die andere; jemandem zur ~ gehen; mit leeren ~ da stehen; mit leichter ~; in festen ~ sein; etwas aus der ~ geben; jemandem in die ~ fallen; die ~ im Spiel haben; für jemanden die ~ ins Feuer legen; jemandem rutscht die ~ aus; ~ in ~; ~ an sich legen; durch viele ~ gehen; in gute ~ kommen; alle ~ voll zu tun haben; aus erster/zweiter ~; jemandem sind die ~ gebunden; in die ~ spucken; von langer ~ geplant; jemandes rechte ~ sein; zwei linke ~ haben ...
- *Symbol für:* Verständigung, Beziehung, Kontakt, Aktivität ...
- *Bestandteile:* ~rücken, ~fläche, ~teller, ~wurzel, ~gelenk, Finger, Fingerknöchel, Fingernägel, Nagelbett, Fingerspitzen, Fingerkuppen, Faust ...
- *Berufe:* ~werkerin, Kunst~werkerin, Maniküre ...
- *Wörter:* ~streich, ~wärmer, ~warm, ~käs mit Musik, ~apparat, ~arbeit, ~auflegen, ~ball, ~schuh, ~bewegung, ~lich, ~tasche, ~schlag, ~schrift, ~zettel, ~werk, ~creme, ~buch, ~gepäck, ~tuch, ~langer, ~wäsche, ~fest, ~el, ~lung, ~druck, ~chenhalten ...
- *Dies und das:* „Betende ~" von Dürer, Michelangelo, Fingerspiele, Wahrsagen – Handlesen, Lebenslinie, Muff, Klavier spielen, Fingerfarben, Skatspiel – ~ ...

Material

- Je TN ein Ball.
- Ein Tuch oder Plakatkarton mit zwei Armlöchern, Zettel mit Alltagstätigkeiten.

- Ein Satz Bildkarten mit Gebärden, Kopiervorlage siehe Anhang, S. 180f.
- Arbeitsblätter „**Fingerfertig**", *(Kopiervorlage s. Anhang, S. 179).*
- Kartenspiel *Nousknacker 1*, ein Spiel für je 4-6 TN.
- Gedicht: „Mutterns Hände", Kurt Tucholsky, siehe Anhang, S. 182.
- Anschauungsmaterial: Maniküreset, ~creme, ~schuhe, ~arbeitszeug, Fingerring ...

Denk-Werkstatt®-Spiel: HÄNDE

1. Wie viele Finger hat der Mensch an einer Hand? Denk-Werkstatt®.

2. Welches Werkzeug wird zur Pflege der Hände, insbesondere der Nägel, benötigt? Fünf.

3. Um wessen Hände geht es in einem Gedicht von Kurt Tucholsky? Maniküreset.

4. Wie heißt die Mannschaftssportart, bei der der Ball mit den Händen ins Tor geworfen werden muss? Mutterns Hände.

5. An welchem Instrument lässt sich ein Musikstück *für vier Hände* spielen? Handball.

6. Wenn etwas gut geplant und überlegt ist, dann hat es Hand und ...? Klavier.

7. Wie heißt ein Kleidungsstück für die Hände? Fuß.

8. Von welchem Berufsfeld sagt der Volksmund, es habe goldenen Boden? Handschuh.

9. Welches kreisförmige Schmuckstück wird am Finger getragen? Handwerk.

10. Etwas, das aus zweiter Hand gekauft wird, ist nicht mehr neu, sondern ... Ring.

11. Wie heißt eine Käsespezialität, die vor allem im Frankfurter Raum „mit Musik", d.h. mit angemachten Zwiebeln, gegessen wird? Gebraucht.

12. Welche Form des darstellenden Spiels ist vor allen Dingen im Bereich der Kindergärten sehr verbreitet? Handkäs.

13. Wie heißt die Sprache, mit der sich Gehörlose verständigen? Fingerspiel.

14. Was bzw. wen wechselt etwas häufig, das im Volksmund *durch viele Hände geht?* Gebärdensprache.

15. Was sagt jemand voraus beim Handlesen? Den Besitzer.

16. In was wäscht jemand seine Hände, der behauptet, nichts mit einer bestimmten Angelegenheit zu tun zu haben, nicht dafür verantwortlich zu sein? Die Zukunft.

17. Wie heißen die beiden sehr beweglichen Finger an den Innenseiten der Hände? In Unschuld.

18. Womit beschäftigen sich vornehmlich Frauen in ihrer Freizeit, wenn sie stricken, häkeln, sticken, weben usw.? Daumen.

19. Was an den Händen lackieren sich vornehmlich Frauen? Handarbeit.

20. Wie wird eine Hand bezeichnet, die möglichst eng zusammengeballt ist? Die Fingernägel.

21. Über welchem Körperteil schlagen Menschen die Hände zusammen vor Entsetzen, oder Empörung? Faust.

22. Was gewährt jemand, der einem anderen Menschen *zur Hand geht*? Kopf.

23. Was tun zwei Verliebte, wenn sie sich an den Händen fassen? Hilfe.

24. Welches Geräusch lässt sich mit den Händen erzeugen, z.B. um Zustimmung oder Begeisterung auszudrücken, einen Applaus zu geben? Händchenhalten.

25. Was tun zwei Menschen, die sich fürs Leben die Hand reichen? Klatschen.

26. Mit welcher fragwürdigen Methode können Menschen mit besonderen Kräften oder Fähigkeiten angeblich andere heilen? Heiraten.

27. Wie heißt die Farbe, mit der ohne weiteres Gerät direkt mit den Fingern gemalt werden kann? Handauflegen.

28. Welches Pflegeprodukt macht Hände geschmeidig? Fingerfarbe.

29. Was fordert die Waschanleitung für manche Textilteile, die nicht in der Waschmaschine gereinigt werden dürfen? Handcreme.

30. In welchem Behältnis, das auch modisches Accessoire sein kann, tragen Menschen – wohl mehr Frauen als Männer – wichtige Habseligkeiten mit sich herum? Handwäsche.

31. Handtasche.

3.6 Häuser

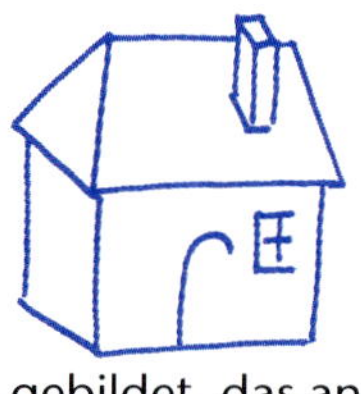

Übungen

➢ **Fingerübung:** Aus jeweils vier Fingern wird ein Dreieck gebildet, das an das Dach eines Hauses erinnert. Begonnen wird, indem sich beide Daumen und beide Zeigefinger gleichzeitig berühren und eine Dachform bilden; weiter geht's mit Daumen und Mittelfingern usw., zunächst der Reihe nach, später auf Ansage durcheinander.

➢ **Hausnummern anlaufen:** Die Gymnastikreifen werden im Raum verteilt. Sie bilden die Häuser eines kleinen Haufendorfs, d.h., sie sind

durcheinander angeordnet. Jedes Haus erhält eine Hausnummer in Form einer Zahlenkarte. Die GL nennt nun zunächst drei, bei späteren Durchgängen bis zu sieben Hausnummern, die möglichst in der richtigen Reihenfolge von den TN angelaufen und kurz betreten, d.h. mit dem Fuß angetippt, werden sollen.
Bei großen Gruppen empfiehlt es sich, entsprechend mehr Reifen zu verteilen und 2-3x dieselbe Hausnummer zu vergeben, damit kein zu großes Gedränge an den Häusern entsteht.
Am Anfang sollten aufeinander folgende Hausnummern von 1-10 vergeben werden. Später können zwei- und dreistellige Zahlen vergeben werden, die keine Folge ergeben.

- Die Aufgabe kann heißen, Häuser mit einer geraden Hausnummer mit dem rechten, die mit einer ungeraden Hausnummer mit dem linken Fuß zu betreten und darin kurz auf einem Bein zu stehen.
- Weitere Variationen sind möglich, wenn zusätzlich Farben einbezogen werden. Sowohl die Reifen als auch die Hausnummern können unterschiedliche Farben haben. Dann kann die anzulaufende Reihenfolge der Häuser z.B. sein: rotes Haus mit blauer 17, grünes Haus mit gelber 5, weißes Haus mit roter 23 usw.

➢ **Nousknacker 1:**
Die TN teilen sich jeweils zu zweit ein Kartenspiel. Je TN wird halbes Spiel benötigt.

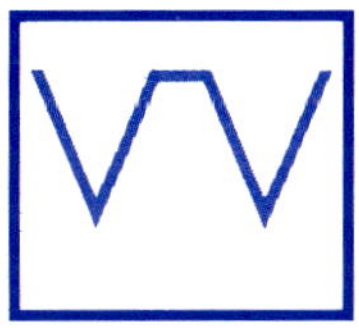

- Als feinmotorische Übung versuchen zunächst alle TN, ein Kartenhaus zu bauen. In welchem sind die meisten Karten verarbeitet? Welches bleibt am längsten stehen? ...
- Jeder sortiert zügig den eigenen Kartenstapel. Dabei sind alle Karten herauszufinden, die mindestens eines der folgenden Zeichen enthalten: H, A, U, S, 4, Symbol *(s. Abb.)*

Wer seinen Stapel fertig sortiert hat, macht einen zweiten Durchgang, dieses Mal langsamer, um festzustellen, ob bzw. wie viele Karten im ersten Durchgang übersehen wurden.

➢ **Von jetzt bis gleich ...:** Es wird eine Kiste mit – möglichst farbigen – Holzbausteinen verschiedener Formen benötigt. Nach Möglichkeit erhalten alle TN einen identischen Satz von Bausteinen, z.B. je einen blauen Würfel, ein rotes Dreieck, einen grünen Rundstab usw.

- Die GL legt für alle sichtbar eine Folge bzw. Kombination von zunächst

drei, bei späteren Durchgängen 4-5 Bausteinen. Sofort nach der Fertigstellung des Bauwerks wird es abgedeckt und die TN versuchen, es aus der Erinnerung mit ihren Steinen nachzubauen. Dabei sollten sowohl die Farben und Formen der gewählten Steine möglichst stimmen als auch deren Position im Raum – hochkant oder quer ... Sind alle fertig, wird mit dem Original verglichen.
- Reicht das vorhandene Material nicht, um alle TN mit gleichen Holzbausteinen auszustatten, erhalten sie anstelle der Bausteine Papier und Stifte und sollen das Gesehene aufzeichnen; für verschiedene Farben werden dann die Anfangsbuchstaben eingetragen – „r" für rot, „b" für blau usw.
- Steht viel Platz zur Verfügung, können alternativ zu den Holzbausteinen große Schaumstoffteile oder Pappkartons verwendet werden.

➢ **La Casa Ventiséis:** Je TN ein Arbeitsblatt, *(Kopiervorlage s. Anhang, S. 183)* Folie und Folienstift.
- Je TN ein Arbeitsblatt, Durchführung entsprechend der Anleitung.
- Die Kopiervorlage wird vergrößert und liegt für alle sichtbar in der Mitte. Die einzelnen Bilder können auch auseinander geschnitten und dann so angeordnet werden, dass sie nach verschiedenen Richtungen ausgerichtet sind. Dann sind die Sichtbedingungen für alle gleich. Die TN prägen sich intensiv alle Bilder ein, sprechen über die Gegenstände und betrachten sie genau. Danach deckt die GL eine Reihe von Bildern ab, z.B. mit Schraubdeckeln, Joghurtbechern o.Ä. Nach einer kurzen Ablenkung gilt es, die abgedeckten Motive zu erinnern. Dies kann einzeln oder gemeinsam in der Gruppe geschehen.

➢ **Jenga:** Bei spielbegeisterten Gruppen bietet es sich an, das Verlagsspiel *Jenga* von MB-Spiele einzusetzen. Entsprechend der Spielregel, wird aus Vierkantstabhölzern ein gleichmäßiger Turm gebaut. Ist der Bau fertig, gilt es, ihm nach und nach durch geschickt überlegte Spielzüge die solide Basis zu entziehen, indem einzelne Hölzer herausgenommen und oben auf der Spitze wieder angelegt werden. So wird der Turm immer höher, aber auch immer wackliger. Reihum muss immer wieder eine TN ein Holz entfernen und oben anlegen, bis schließlich die Statik nicht mehr stimmt und der Turm zusammenfällt.

➢ **Denk-Werkstatt®-Spiel:** Fragen und Antworten für GL am Themenende.

Gesprächsimpulse

- *Sprüche und Redewendungen:* Wie ein Karten~[29] zusammenfallen; ~ und Hof verspielen; my home is my castle; Stein auf Stein; schaffe, schaffe, Häusle baue; aus gutem ~ kommen; mit der Tür ins ~ fallen; jemandem das ~ verbieten; in etwas zu ~ sein ...
- *Symbol für:* Heimat, Sesshaftigkeit, Statussymbol ...
- *Arten:* Fachwerk~, Stein~, Holz~/Block~, Fertig~, Wohn~, Geschäfts~, Hoch~, Garten~, Ferien~, Puppen~, Elefanten~ ...
- *Bestandteile:* Fundament, Keller, Wand, Boden, Tür, Fenster, Erker, Balkon, Dach; Küche, Bad, Schlafzimmer, Wohnzimmer ...
- *Berufe:* Architekt, Statiker, Maurer, Zimmerer, Fliesenleger, Maler, Schreiner, Klempner, Elektriker, Dachdecker ...
- *Wörter:* ~halt, ~herr, ~tier, ~freund, ~stand, ~frau/~mann, ~arrest, ~macht, ~tyrann, ~wirt, ~schlüssel, ~verbot, ~mannskost, ~mittel, ~ordnung, ~nummer, ~putz, ~apotheke, ~arbeit, ~besetzung, ~backen, ~detektiv, ~drachen, ~boot, Baum~, Kranken~, Hofbräu~, Frauen~, Schnecken~, Vogel~, Park~, Rat~, Pfarr~ ...
- *Dies und das:* Legosteine, Monopoly ...

Material

- 10-20 Gymnastikreifen (alternativ bei wenig Bewegungsraum: Tennisringe), 10-20 Zahlenkarten – Anzahl abhängig von der Gruppengröße.
- Holzbausteine in verschiedenen Farben und Größen, möglichst jeweils mehrere Gleiche.
- Kartenspiel *Nousknacker 1*, ein Spiel für je zwei TN.
- Arbeitsblätter *La Casa Ventiséis*, Kopiervorlage siehe Anhang, S. 184, Schraubdeckel o.Ä. zum Abdecken.
- *Jenga.*

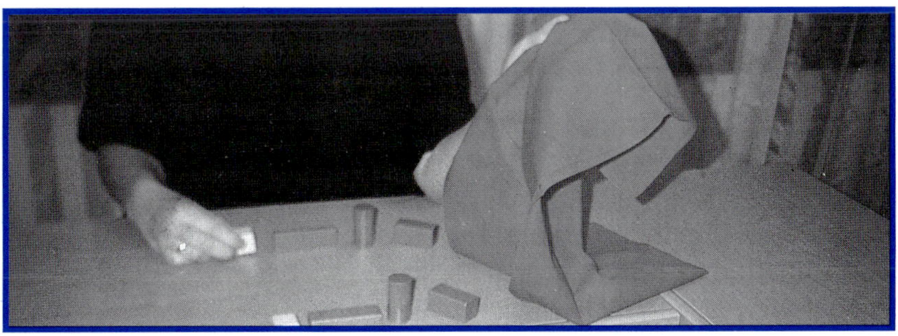

Denk-Werkstatt®-Spiel: HÄUSER + GEBÄUDE

1. Wie heißen die sehr hohen Häuser, die zuerst in USA gebaut wurden, heute aber in aller Welt existieren? Denk-Werkstatt®.

2. Das Haus, das Kinder sich zum Spielen im Geäst bauen ... Wolkenkratzer.

3. Er setzt beim Errichten des Hauses Stein auf Stein. Baumhaus.

4. Er hat im Haus zu sagen ... Maurer.

5. Das wird jemandem erteilt, der sich anders verhält als die Hausordnung vorschreibt: ... Hausherr.

6. Die Lebewesen, die sich außer dem Menschen im und ums Haus aufhalten: ... Hausverbot.

7. Sie steht in der Adresse hinter der Straßenangabe. Haustiere.

8. Die Person, der ein Mietshaus gehört. Hausnummer.

9. Das sollte für Un- und andere Fälle nirgends fehlen. HauswirtIn.

10. Ein schwimmendes Zuhause. Hausapotheke.

11. Die Person, die in der Wohnung die Arbeit erledigt. Hausboot.

12. Er spürt im Kaufhaus die Diebe auf. Hausfrau/~mann.

13. Das fällt manchmal schon durch einen Lufthauch zusammen. Hausdetektiv.

14. Dorthin gehen Menschen, die nicht gesund sind. Kartenhaus.

15. Es ist eines der Wahrzeichen Münchens und kredenzt den Gästen seinen Gerstensaft. Krankenhaus.

16. Er steht in vielen Haushalten besonders im Frühjahr auf dem Programm. Hofbräuhaus.

17. Wer in seinem Erscheinungsbild nicht den modischen Vorstellungen anderer entspricht und sich sehr konservativ gibt, ist ... Hausputz.

18. Weibliche Personen, die in der Ehe oder Partnerschaft nicht gut behandelt werden, flüchten oft in ein ... hausbacken.

19. Er kommt, wenn der Ehemann nicht zu Hause ist. Frauenhaus.

20. Kinder, die nicht folgsam waren, dürfen manchmal nicht nach draußen. Sie bekommen ... Hausfreund.

21. Gegen Schnupfen kennen besonders alte Menschen viele ... Hausarrest.

22. Jemand, der einer bekannten und allgemein angesehenen Familie entstammt, kommt aus ... Hausmittel.

23. Ein Tier, das sein Haus auf dem Rücken trägt. gutem Haus.

24. Beim Essen schwören manche auf deftige ... Schnecke.

25. Dass jeden Freitag die Treppe zu putzen und zwischen 12 und 14.00 Uhr Mittagsruhe ist, steht in der ... Hausmannskost.

26. Der Auszug aus der elterlichen Wohnung bedeutet die Gründung eines eigenen ... Hausordnung.

27. Ein Haus, dessen Basis ein Holzgerippe bildet, ist ein ... Hausstandes.

28. Dort werden Spaten, Harke und Schubkarre aufbewahrt. Fachwerkhaus.

29. In diesem Gebäude befinden sich nur Läden und Büros. Gartenhaus.

30. Es steht meist im Wald und ist aus Holz. Geschäftshaus.

31. Den Urlaub verbringen viele Menschen in einem ... Blockhaus.

32. Ein Spielzeug mit vielen Zimmern und Möbeln. Ferienhaus.

33. Mit ihr fallen manche Menschen plump ins Haus. Puppenhaus.

34. Das verspielen manche im Casino. Tür.

35. Altbausanierungen werden manchmal verzögert oder verhindert durch Menschen, die damit demonstrieren ... Haus und Hof.

36. Manche Menschen haben zu Hause nicht viel zu sagen, denn hier herrscht ein ... Hausbesetzung.

37. Wer ihn verliert, bleibt draußen stehen. Hausdrachen.

38. Er sorgt dafür, dass es nicht hineinregnet. Hausschlüssel.

39. Dachdecker.

3.7 Hüte

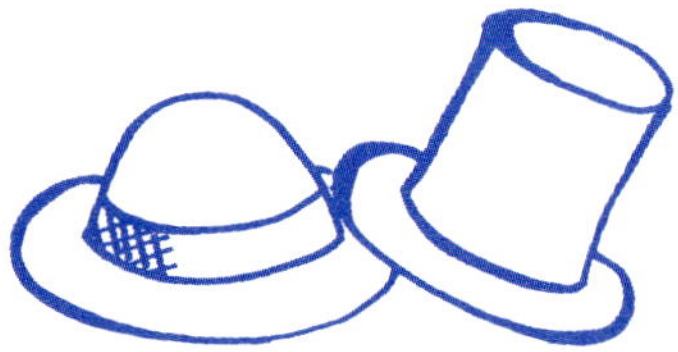

Lieder

- „Mein Hut, der hat drei Ecken ...“
  Das Lied kann mit Bewegungen verknüpft werden. Im ersten Durchgang wird der Text komplett gesungen. Anschließend wird nach und nach in jedem weiteren Durchgang immer ein Element mehr durch eine entsprechende Bewegung ersetzt: Bei „mein“ zeigen die TN auf sich selbst; bei „Hut“ wird mit den Händen um den Kopf herum die Hutkrempe beschrieben; bei „drei“ werden drei Finger gezeigt; bei „Ecken“ wird mit beiden Händen eine Ecke dargestellt.

- „Mein Vater war ein Wandersmann“, erste Strophe => „... und schwenke meinen Hut.“
- „Am Brunnen vor dem Tore“, dritte Strophe => „... der Hut flog mir vom Kopfe, ich wendete mich nicht.“

Übungen

➢ **Hutständer:**
- Es werden für je zwei TN ein Gymnastikstab und ein beliebiger Hut benötigt. Jedes Paar sucht sich einen Hut aus und bekommt einen Stab. A nimmt den Hut, B den Stab. B bildet nun den Hutständer, auf den A ihren Hut aus immer größer werdender Entfernung werfen soll. Dabei kann abwechselnd der Hutständer sich dem fliegenden Hut entgegenbewegen oder starr stehen bleiben. Nach einigen Versuchen wird gewechselt.
- Wie oben, aber es wird in Mannschaften als Staffel gespielt. In diesem Fall werden je Mannschaft ein Stab und viele Hüte benötigt. Aufgefangene Hüte werden jeweils schnell vom Ständer genommen und gesammelt. Welcher Mannschaft gelingen in einer vorgegebenen Zeit die meisten Treffer?

➢ **Balanceakt:** Benötigt wird je TN eine Frisbeescheibe, möglichst in verschiedenen Farben. Die TN stellen sich vor, sie wären Mannequins bzw. Dressmen auf dem Laufsteg und sollten eine neue Hutkollektion vorstellen. Die Frisbeeschreiben sind die Hüte.
- Jede TN legt sich eine auf den Kopf und bewegt sich frei im Raum. Bei wem fällt der Hut innerhalb einer vorgegebenen Zeit am seltensten herunter?
- Wie oben, aber im Vorbeigehen werden bestimmte Hutfarben miteinander getauscht, z.B. Rot tauscht mit Gelb, Blau mit Grün.
- Wie oben, aber jede TN muss im beliebigen Wechsel so lange tauschen, bis sie jede Hutfarbe mindestens einmal getragen hat.
- Wie oben, aber die GL gibt eine bestimmte Farbfolge vor, z.B. grün, gelb, blau, rot, gelb. Diese Folge stellen sich die TN wie eine Kreisfolge vor und merken sie sich, beginnend mit der Farbe, die ihr gerade getragener Hut hat. Wer z.B. beim Nennen der Folge mit einem blauen Hut unterwegs ist, merkt sich blau, rot, gelb, grün, gelb. Wer mit einem roten beginnt, versucht, rot, gelb, grün, gelb, blau in Erinnerung zu behalten usw.

➢ **Räumungsverkauf:** Es werden viele Hüte benötigt, möglichst mindestens einer je TN. Die TN stellen sich vor, es sei Schlussverkauf und sie seien Mitarbeiterinnen in einem Hutgroßhandel. Es ist Eile geboten, denn die Läden sind schnell ausverkauft.

- Es soll ein Lastwagen mit Hüten beladen werden. Damit es möglichst schnell geht, bilden alle Mitarbeiterinnen einen Kreis und geben durch gegenseitiges Zuwerfen der Hüte möglichst schnell die verschiedenen Modelle weiter.
  Diese Version kann auch als Staffel gespielt werden. Welcher LKW ist am schnellsten beladen?
- Wie oben, aber die Kopfbedeckungen sollen gleichzeitig sortiert werden: Damenhüte laufen linksherum, Herrenhüte rechtsherum, solche, die nicht eindeutig zuzuordnen sind, werden rückwärts über die Schulter weitergeworfen usw.

➢ **Nousknacker 1:** Es wird ein Kartenspiel *Nousknacker 1* benötigt.

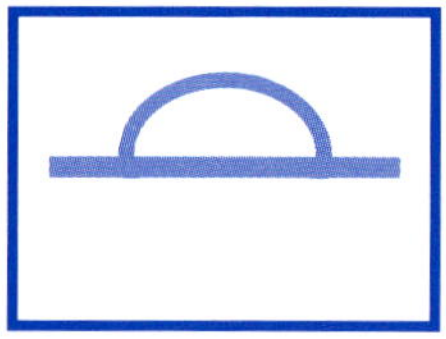

- Die Karten (je nach Raumgröße gegebenenfalls nur ein Teil davon) werden einzeln offen im Raum verteilt ausgelegt. Die TN gehen durcheinander und versuchen, im Vorbeigehen an den Karten schnell festzustellen, ob sie das folgende Symbol (*s. Abb.*) enthalten. Sie zählen die Anzahl der Karten, auf denen dieses Zeichen abgebildet ist. Am Ende wird das Ergebnis verglichen.
- Bei zu engem Raum oder nicht genügend mobilen TN erhält jede TN ein Kartenspiel und es wird am Tisch im Sitzen zügig durchgeschaut und gezählt, wie viele Karten das gefragte Symbol enthalten.

➢ **Papierhüte falten:** Aus alten Zeitungen werden Papierhelme gefaltet. Damit alle sich deutlich voneinander unterscheiden, sollen kreative Dekorationen, z.B. mit Materialien, die die TN sich kurzfristig aus der Natur besorgen, angebracht werden. Die Ergebnisse werden schließlich aufgesetzt und gegenseitig betrachtet. Dabei soll sich jeder möglichst genau einprägen, welcher Hut zu wem gehört.

- Anschließend werden alle Hüte in der Mitte zusammengetragen. Nach einer kurzen Ablenkung versuchen die TN, sich gegenseitig die richtigen Hüte wieder zuzuordnen. Natürlich sollte niemand den eigenen auswählen, sondern jede sucht sich einen fremden Hut und bringt ihn der vermuteten Eigentümerin. Die richtigen Hüte werden aufgesetzt; die anderen werden so lange getauscht, bis wieder alles stimmt.
- Wie oben, aber die GL oder wechselnde TN zeigen nacheinander

immer auf einen Hut. Alle schreiben einzeln den Namen der Person auf, die sie als Eigentümerin in Erinnerung haben. Am Ende wird verglichen.

➢ **Hut-ABC:** Benötigt wird ein Satz vorsortierter Buchstabenkarten (nur solche, mit denen der GL selbst mindestens eine Hutart einfällt) und ein Hut (alternativ: Frisbeescheibe o.Ä.).
Die Gruppe sitzt im Kreis und wirft reihum wechselnden TN den Hut zu. Wer den Hut fängt, setzt ihn auf und zieht eine beliebige Buchstabenkarte aus dem gemischten Kartenstapel. Mit diesem Anfangsbuchstaben soll jetzt möglichst schnell eine Hutart genannt werden, z.B. A -> Anglerhut, B -> Bowler, C -> Cowboyhut, D -> Damenhut usw. Ist ein richtiger Begriff genannt (die gesamte Gruppe darf helfen!), wird der Hut weitergeworfen.

➢ **Von jetzt bis gleich ...:** Alles unter einem Hut.
Benötigt wird ein großer Hut, außerdem eine Vielzahl kleiner Alltagsgegenstände (Radiergummi, Fingerhut ...) und für alle TN Papier und Stift. Verschiedene Alltagsgegenstände, anfangs vier, bei späteren Durchgängen bis zu sieben, werden für alle sichtbar ausgelegt und kurz betrachtet. Danach verschwinden alle Gegenstände unter einem Hut.
- Sofort anschließend schreiben alle TN auf, was ihnen gerade noch in Erinnerung ist. Die Kombination der Gegenstände wird bei jedem Durchgang verändert.
- Wie oben, aber die GL nimmt nach dem Abdecken einen Gegenstand weg und deckt dann wieder auf. Die TN schreiben jeweils auf, welcher Gegenstand fehlt.

➢ **Arbeitsblatt „Zwei unter einem Hut":** Je TN ein Arbeitsblatt, Folie und Folienstift *(Kopiervorlage s. Anhang ab S. 187).*

➢ **Welcher Hut passt wem?:** Benötigt werden selbst hergestellte Hutkarten *(Kopiervorlage s. Anhang, S. 185/186)*, ein Satz mit 16 Stück je Kleingruppe von ca. 4-5 TN, außerdem Zettel und Stifte.
- Es werden Kleingruppen gebildet. Jede Gruppe legt ihren Kartensatz gemischt verdeckt als Stapel in die Mitte. Reihum zieht jeweils eine TN eine Karte und zeigt diese zunächst noch nicht den anderen. Die Person, die am Zug ist, beschreibt den anderen mit Worten den auf der Karte abgebildeten Hut. Die anderen skizzieren jeweils die Kopf-

bedeckung so, wie sie sich den Hut nach der Beschreibung vorstellen. Am Ende werden die Ergebnisse mit der gezogenen Hutkarte verglichen.

- Wie oben, aber die zuhörenden TN zeichnen den Hut nicht. Sie bekommen ihn am Ende der Beschreibung gezeigt. Gleichzeitig nennt die Person, die am Zug ist, einen Vornamen einer beliebigen Person – diese kann frei erfunden sein oder tatsächlich existieren –, zu der der Hut nach ihrer Meinung gut passen würde. Sie nennt den Namen, schreibt ihn auf einen Zettel und legt ihn unter der offen liegenden Hutkarte ab, sodass er nicht mehr zu sehen ist.
  Dieses Verfahren wird reihum fortgesetzt, bis mehrere – bei gut trainierten Gruppen auch alle – Hutkarten offen und mit Namenszetteln versehen auf dem Tisch liegen. In der nächsten Runde geht's ans Erinnern. Reihum sagt jemand entweder einen beliebigen Vornamen von denen, die auf dem Tisch abgelegt wurden oder deutet auf einen Hut. Wer kann am schnellsten den zugehörigen Hut zeigen oder den richtigen Namen nennen?
- Wie oben, aber es wird nicht allgemein in die Runde gefragt, sondern reihum im Uhrzeigersinn fragt jede TN die linke Nachbarin nach einer konkreten Karte. Kann die benachbarte Person die Frage richtig beantworten – Kontrolle durch Aufdecken der Karte –, so wird diese samt dem Namenszettel aus dem Spiel genommen. War das Genannte falsch, tauscht die gefragte Person den Namen unter Hut mit dem einer beliebigen anderen Karte aus, nennt die beiden getauschten Namen und zeigt für alle sichtbar die nun geänderten Zuordnungen. Dann geht es beim nächsten TN weiter. Das Spiel wird so lange fortgesetzt, bis alle Karten richtig benannt bzw. gezeigt und aus dem Spiel genommen wurden.

➢ **Denk-Werkstatt®-Spiel:** Fragen und Antworten für GL am Themenende.

Gesprächsimpulse

➢ *Sprüche und Redewendungen:* Auf der H~[30] sein; seinen ~ nehmen; ~ ab; da geht mir der ~ hoch; ein alter ~; vieles unter einen ~ bringen; eins auf den ~ kriegen; sich etwas an den ~ stecken können; vor jemandem den ~ ziehen; seinen ~ nehmen; etwas geht mir über die ~schnur, etwas aus dem ~ zaubern; so klein mit ~; den ~ lüften ...

➢ *Symbol für:* Behütet, beschützt sein, Vornehmheit, Eleganz ...

➢ *Arten:* Kopfbedeckung – Zylinder, Chapeau Claque, Bowler, Melone, Helm, Mütze, Kappe, Südwester, Dreispitz ...; in der Verkleinerungsform „Hütchen" auch Spielfigur bei Brettspielen.

- *Bestandteile:* Krempe, Rand, Nadel, Band ...
- Materialien, Schmuck: Filz, Bast, Stroh, Stoff, Papier, Pappe, Feder, Schleier ...
- *Funktionen:* Schutz, Dekoration, Erkennungszeichen, Symbol (Doktor~), Teil einer Uniform, Trachten ...
- *Berufe:* Hutmacher, Modist, Putzmacher, Mannequin; Bäcker, Koch, Soldat ...
- *Wörter:* Cowboy~, Wander~, Bowler, Melone, Barett, Schiffchen, Tiroler~, Sonnen~, Stroh~, Jäger~, Spitz~, Karnevals~, Zeitungs~, Bollen~, Finger~ (Nähutensil + Pflanze), Ob~, Vor~, be~sam, ~nadel, ~schachtel, ~ablage, ~los ...
- *Dies und das:* Beerdigung, Kirche, Rennbahn, Schlapp hat den ~ verloren, Fang den ~, Ich kauf mir lieber einen Tirolerhut (Schlager von Billy Mo) ...

Material

- Handspiegel.
- Frisbeescheiben in verschiedenen Farben, eine je TN.
- Je zwei TN ein Gymnastikstab (alternativ z.B.: Zeitungsrolle).
- Papier, Arbeitsblätter und Stifte.
- Selbst hergestellte Hutkarten, Kopiervorlage siehe Anhang S.185/186.
- Ein Kartenspiel *Nousknacker 1.*
- Alte Zeitungen zum Herstellen von Zeitungshüten, Dekomaterial aus der Natur.
- Anschauungsmaterial: Viele verschiedene Hüte bzw. Kopfbedeckungen, Fingerhut, Bild von Fingerhut (Pflanze), Federn, Bänder ...

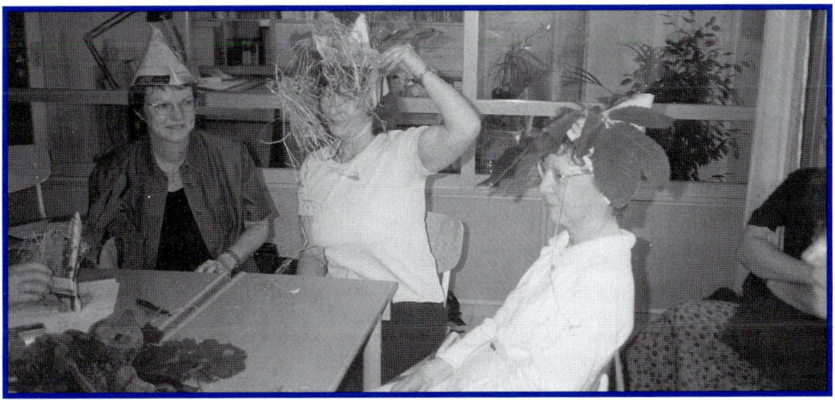

Denk-Werkstatt®-Spiel: HÜTE

1. Welche Art Kopfbedeckung sollte gegen zu starken Lichteinfall getragen werden? Denk-Werkstatt®.

2. Welche Berufsbezeichnung tragen die Handwerker, die traditionell Hüte herstellen? Sonnenhut.

3. Welcher Hut gehört traditionell zur Tracht der Schwarzwälderinnen? Hutmacher, Modist, Putzmacher.

4. Wie heißt der Hut, der im 18. Jahrhundert verbreitet war und dessen Krempe an drei Seiten hochgeklappt ist? Bollenhut.

5. Welche Kappe aus Metall oder Porzellan wird beim Nähen zum Schutz der Fingerkuppe verwendet? Dreispitz.

6. Wie heißt ein Brettspiel, bei dem Spitzhüte auf den Feldern bewegt werden? Fingerhut.

7. Was ist an manchen Damenhüten angebracht, um das Gesicht zu verdecken? Fang den Hut.

8. In welchem speziellen Behälter lassen sich wertvolle Hüte sachgemäß aufbewahren? Schleier.

9. Wie wird der äußere Rand am Hut bezeichnet? Hutschachtel.

10. Welche zu den Rachenblütlern gehörende hohe Staudenpflanze heißt wegen der Form ihrer Blüten nach einem Nähutensil? Krempe.

11. Wie heißt der steife hohe und meist schwarze Hut, der Anfang des 19. Jahrhunderts in Mode kam und heute meist nur noch zu besonders feierlichen Anlässen oder als Teil von Zunfttrachten getragen wird? Fingerhut.

12. Wie wird in der Seemannssprache die Kopfbedeckung genannt, die mit ihrem wasserundurchlässigen Material und der breiten Krempe für Seeleute, aber auch Angler, Nacken und Gesicht schützt? Zylinder.

13. Welcher halbrunde schwarze Herrenhut mit gebogener Krempe wird mit alten englischen Filmen in Verbindung gebracht? Süd-wester.

14. Welche Kopfbedeckung tragen Soldaten? Bowler, Melone.

15. Über was geht jemandem etwas, das ihm zu viel wird? Barett, Schiffchen, Helm.

16. Ein Witz, den schon jeder kennt, ist ein ... Über die Hutschnur.

17. Zu welchem sportlichen und gesellschaftlichen Ereignis kommen Damen vornehmlich mit eleganten großen Hüten? Alter Hut.

18. Bei welcher Sportart werden Kopfbedeckungen getragen? Pferderen-nen.

19. Welche Kopfbedeckung trägt Harry Potter? Reiten ...

20. Was muss jemand mit seinem Hut tun, der unfreiwillig seine berufliche oder ehrenamtliche Position räumen muss? Zauberhut.

21. Jemand, der schier alles miteinander vereinbaren kann, bringt alles ... Ihn nehmen.

22. Wer hat bei einem alten Kinderspiel seinen Hut verloren? Unter einen Hut.

23. Welche Berufsgruppe trägt Hüte auf dem Laufsteg spazieren? Schlapp.

24. Zu welchem Anlass tragen auch heute noch sonntags viele – oft alte – Menschen einen Hut? Mannequins, Dressmen.

25. Wer sitzt auf dem Hochsitz und trägt dabei meist einen Hut? Kirchgang.

26. Wer vor jemandem große Achtung hat, tut symbolisch was mit seinem Hut vor dieser Person? Jäger.

27. Wie wird die Gruppe von Personen genannt, die früher als andere am Zielort eintrifft oder die militärische Truppe, die das Vorrücken sichert? Ihn ziehen.

28. Welcher leichte Sommerhut wird aus getrockneten Getreidehalmen hergestellt? Vorhut.

29. Was tut der Hutträger, dessen Vater ein Wandersmann war, mit seiner Kopfbedeckung? Strohhut.

30. In der fünften Jahreszeit tragen viele Menschen diese Kopfbedeckung. Sie schwenken.

31. Karnevalshut.

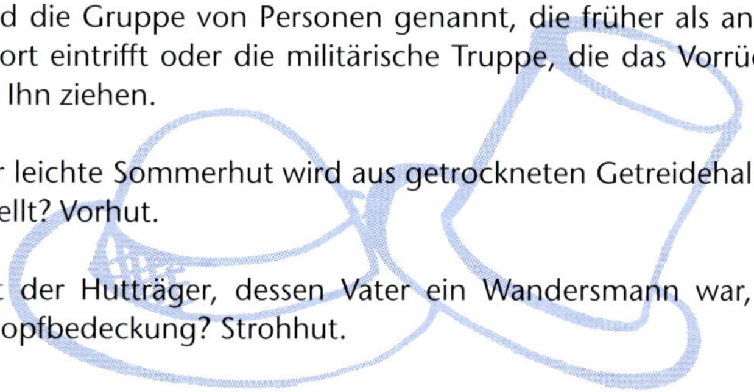

3.8 Netze

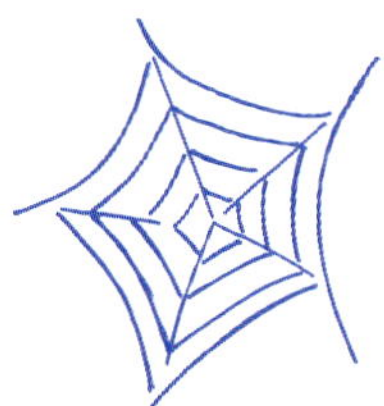

Übungen

➢ **Fingerübungen:** Je TN ein Netz.
- Netz wie einen Handschuh über eine Hand ziehen und im Netz Finger spreizen und anspannen und zusammenführen und entspannen im Wechsel, rechts und links.
- Netz durch die gespreizten Finger einer Hand weben, rechts und links im Wechsel.
- Netz zu einem kleinen Ball aufrollen; dazu wird an einem Ende der Rand umgestülpt und dann immer weiter aufgerollt, bis sich die Form eines kleinen Balls ergibt. Mit dem Ball können weitere Übungen durchgeführt werden mit allen Variationen von Rollen, Werfen und Fangen, auch zu Paaren oder in kleinen Gruppen.

➢ **Wollknäuelspiel:** Die Gruppe steht oder sitzt im Kreis.
- Die GL hält das Ende des Fadens fest und rollt dann am Boden oder auf dem Tisch das Knäuel einer anderen Person zu. Diese zieht die Garnverbindung straff, hält das Garn so fest und rollt wieder einer anderen Person das Knäuel zu. So werden kreuz und quer im Kreis Fäden gespannt, bis alle TN miteinander vernetzt sind.
- Die TN halten das Netz zwischen sich gespannt und nehmen miteinander Kontakt auf. Sie senden sich kreuz und quer Nachrichten durch einen Ruck am Garn. Jede Nachricht wird von der ganzen Gruppe so lange weitergegeben, bis sie ihren Adressaten erreicht hat.
- Die TN bewegen sich mit dem gespannten Netz durch den Raum, probieren dies auch mit dem Netz in Hoch- oder Tiefhalte.
- Das Netz wird zwischen den TN gespannt wie oben, aber gleichzeitig verknüpft mit einer Wortkette. Wer das Knäuel erhält, nennt einen Begriff zu einem vorgegebenen Thema – *Blumen, Städte, Tiere ...* -, den sich die gesamte Gruppe merken soll. So entsteht gleichzeitig mit dem Netz eine Wortkette. Am Ende wird das Netz rückwärts wieder gelöst. Dabei sollen die TN gemeinsam die genannten Begriffe in der richtigen Folge erinnern.

➢ **Nousknacker 1:** Es wird in Kleingruppen gespielt, ca. 3-5 TN je Kartenspiel. Es geht darum, ein großes Netz von Karten auf dem Tisch oder Boden auszulegen. Dabei gilt es, – ähnlich wie beim *Domino* – jeweils gleiche Zeichen aneinander zu legen. Eine beliebige Karte wird offen in die Mitte gelegt.
- Die übrigen Karten werden als Stapel verdeckt abgelegt. Reihum ziehen die TN jeweils eine Karte, legen diese an, sofern sie passt oder behalten sie andernfalls auf der Hand. Wer hat die wenigsten Karten auf der Hand, nachdem die letzte Karte vom Stapel gezogen wurde?
- Die Karten werden gleichmäßig unter den TN verteilt (gegebenenfalls bleiben einige Karten übrig). Alle spielen gleichzeitig und können überall anlegen, sofern die Zeichen übereinstimmen. Wer hat zuerst alle Karten abgelegt?

➢ **Von jetzt bis gleich ...:**
- Je TN ein Arbeitsblatt **„Spinnennetz"** (s. S. 189) und eine Vergrößerung des gleichen Arbeitsblatts, 6-7 Spielsteine (Mühlesteine, Flaschenverschlüsse,Knöpfe o.Ä.), 1ein Tablett oder Tuch zum Abdecken

des großen Spinnennetzes. Das große Spinnennetz liegt für alle gut sichtbar in der Mitte; jeder hat außerdem ein eigenes Arbeitsblatt vor sich liegen. Die GL legt zunächst drei, bei späteren Durchgängen bis zu sieben, Spielsteine auf beliebige Felder des Spinnennetzes. Die TN prägen sich die Positionen kurz (je Stein ca. eine Sekunde) ein und zeichnen, nachdem die GL das Bild abgedeckt hat, in ihr Arbeitsblatt ein, wo die Spielsteine gelegen haben. Nach jedem Durchgang wird mit dem Original in der Mitte verglichen.
Schwieriger wird's, wenn die TN das eigene Arbeitsblatt jeweils so vor sich legen, dass das Motiv gegenüber dem Original in der Mitte gedreht erscheint.

- Wie oben, aber die GL legt Zahlen- oder Buchstabenkarten in die Felder des Spinnennetzes, die dann von den TN kurz gemerkt und eingetragen werden sollen. Dabei sollten je Information ca. zwei Sekunden Zeit gelassen werden.

➢ **Arbeitsblatt „Neuronennetz":** Je Person ein Arbeitsblatt, *(Kopiervorlage s. Anhang ab S. 190)* Folie und Folienstift.

➢ **„Gedanken vernetzen – assoziieren":** Je Person ein Arbeitsblatt *(Kopiervorlage s. Anhang S. 188)*, Folie und Folienstift.

➢ **Bilder merken:** Die GL zeichnet auf Zuruf der Gruppe verschiedene einfache Bilder oder Symbole zum Thema auf kleine Zettel – Spinnen~, Stecker für das Strom~, ~strümpfe, Fahrrad~, Straßen~ ... Je nach Leistungsfähigkeit der Gruppe sollten zwischen zehn und 25 deutliche und einprägsame Zeichen gefunden werden.

- Die Bilder werden nacheinander gemeinsam betrachtet, jeder Begriff noch einmal konkret genannt, danach die Karte umgedreht. Sobald alle Bilder verdeckt liegen, lenkt sich die Gruppe durch eine andere Tätigkeit kurz ab – singt ein Lied, buchstabiert ein langes Wort rückwärts oder löst im Kopf eine einfache Rechenaufgabe. Anschließend trägt die Gruppe gemeinsam alle Begriffe wieder zusammen, die noch im Gedächtnis sind. Die GL schreibt Genanntes auf. Schafft es die Gruppe, alles zu erinnern?
- Wie oben, aber alle TN schreiben einzeln auf, an was sie sich noch erinnern, erst danach wird das Ergebnis in der Gruppe zusammengetragen.

– Wie oben, aber es geht darum, sich zusätzlich zu den Begriffen bzw. Bildern deren Position auf dem Tisch oder dem Boden zu merken. Genanntes wird aufgedeckt. Stimmt der Begriff nicht, wird die Karte an einer anderen Position wieder abgelegt.

➢ **Denk-Werkstatt®-Spiel:** Fragen und Antworten für GL am Themenende.

Gesprächsimpulse

➢ *Sprüche und Redewendungen:* Jemandem ins ~[31] gehen; ohne ~ und doppelten Boden; ans ~ gehen; durchs ~ fallen ...
➢ *Symbolische Bedeutung:* Kontakt, Verbindung, angeschlossen sein, dazugehören, gefangen sein ...
➢ *Arten bzw. Funktionen:* Behälter, Verpackung (Einkaufs~ ...); – Schutz (Fahrrad~, Seiltanz ...); Dekoration (Tortenverzierung, Bekleidung ...); Fanginstrument (Kescher, Fischer~ ...); Sportgerät (Tor~, Schlägerbespannung ...); Kommunikation (Telefon~ ...); Technik (Strom~, Internet ...); Natur (Spinnen~, ~haut am Auge ...);
➢ *Produkte, Verwendung:* Einkauf~, Gemüse-/Obst~; Pflanzen~ (Tannenbäume ...); Sport~ – Volleyball, Tennis, Tischtennis, Tor~, Basketballkorb ...; Zaun (Maschendraht, Geflecht ...); Gaze, Mull, Verbandstoff ...; Tüll, Gardinen ...; Strümpfe, Hemden ...; Haar~; Fang~ ...
➢ *Berufe:* Fischer, Angler, Weinbauern, medizinische Berufe, Artisten, Sportler, Obst-/Gemüsehändler, Elektroniker, Kommunikationsberufe ...
➢ *Wörter:* Schlepp~, Gepäck~, Gitter~, Moskito~, Kanal~, Stahl~, Orts~, Verkehrs~, ~karte, ~haut, ~teil, ~stecker, ~plantechnik, ~werk ...
➢ *Dies und das:* Maschen, Knoten, knüpfen, Bola.

Material

➢ Je TN ein langes, schmales Kunststoffnetz, z.B. von Knoblauchsträngen, Verpackungsmaterial für Rohre ...
➢ Ein großes Wollknäuel (bei großen Gruppen gegebenenfalls mehrere, damit in Kleingruppen geübt werden kann); das Garn wird dann besonders griffig, wenn es mit Luftmaschen zu einer langen Schnur verhäkelt wird; bei Einsatz vieler verschiedenfarbiger Wollreste ergibt sich zusätzlich ein schönes buntes Bild.
➢ Arbeitsblätter „Spinnennetz", Kopiervorlage im Anhang, S. 189.
➢ Arbeitsblätter „Neuronennetz", Kopiervorlage im Anhang, S. 190.
➢ Arbeitsblätter „Gedanken vernetzen", Kopiervorlage im Anhang, S. 188.

- Mühlesteine (alternativ: Schraubverschlüsse von Flaschen, Knöpfe o.Ä.), kleine Zahlen- und/oder Buchstabenkarten.
- Kartenspiel *Nousknacker 1*, ein Spiel für je 3-5 TN.
- Papier und Stifte für alle TN.
- Anschauungsmaterial: Ball~, Einkaufs~, Stecker, Telefon, Straßenkarte, Verbandmull ...

Denk-Werkstatt®-Spiel: NETZE

1. Bei welcher Sportart trennt ein Netz die beiden Spielfeldhälften? Denk-Werkstatt®.

2. Welches Netz eignet sich zum Transport von Waren? Tennis, Tischtennis, Volleyball ...

3. Gegen wen oder was werden in der Zeit der Weinlese in den Reben Netze aufgehängt? Einkaufnetz.

4. Wer arbeitet mit Netz und doppeltem Boden? Vögel.

5. Mit welcher Technik werden umfangreiche Arbeitsvorgänge miteinander verknüpft und koordiniert? Artisten.

6. Wie heißt die innere Augenhaut, die u.a. zur Bildwahrnehmung benötigt wird? Netzplantechnik.

7. Welches Netz ist auf einem Stadtplan zu sehen? Netzhaut.

8. Wem gehen die Fische ins Netz? Straßennetz.

9. Wer benutzt ein Haarnetz? Fischer.

10. Wer geht der Spinne ins Netz? Langhaarige.

11. Woraus besteht ein Netz? Insekten.

12. Welches Netz tragen Frauen manchmal am Bein? Maschen.

13. Wo werfen die Fischer die Netze aus, wenn die rote Sonne untergeht? Netzstrümpfe.

14. Wie heißt das Netz, das im Schlaf vor stechenden Insekten schützt? Capri.

15. Wo wurden früher im Zug die Koffer deponiert? Moskitonetz.

16. Wo wird oft eine so genannte Netzkarte angeboten? Gepäcknetz.

17. Was wird gebraucht, wenn elektrische Geräte ohne Batterien oder Akkus betrieben werden sollen? Öffentliche Verkehrsmittel, Transportbetriebe.

18. Wie heißt ein netzartiges Verbandmaterial? Netzteil.

19. An welchem Teil des Fahrrads ist oft ein Netz angebracht? Mull.

20. Was sollte man unbedingt am Bügeleisen ziehen, wenn man das Haus verlässt? Hinterrad.

21. Welches Tränen verursachende Gemüse wird meist im Netz zum Verkauf angeboten? Netzstecker.

22. Wie heißt der TV-Krimi-Klassiker, in dem es um ein Netz aus Schwermetall geht? Zwiebeln.

23. Was befindet sich bei einem Netz zwischen den Maschen? Stahlnetz.

24. Gegen welche Tiere werden Gärten oft mit einem Drahtnetz geschützt? Löcher.

25. Bei welcher Sportart landet der Ball manchmal im Tornetz? Kaninchen.

26. In welchem Netz ist das Telefonieren am preiswertesten? Fuß-/Handball.

27. Was ist oft aus netzartigem Stoff und ziert Fenster? Ortsnetz.

28. Wie heißt das Instrument, mit dem sich z.B. Schmetterlinge fangen lassen? Gardinen/Stores.

29. Vor was sollen Netze an Felswänden im Gebirge schützen? Kescher.

30. Wie heißt das Netz, das ein Fischerboot hinter sich herzieht? Steinschlag.

31. Schleppnetz.

3.9 Paare

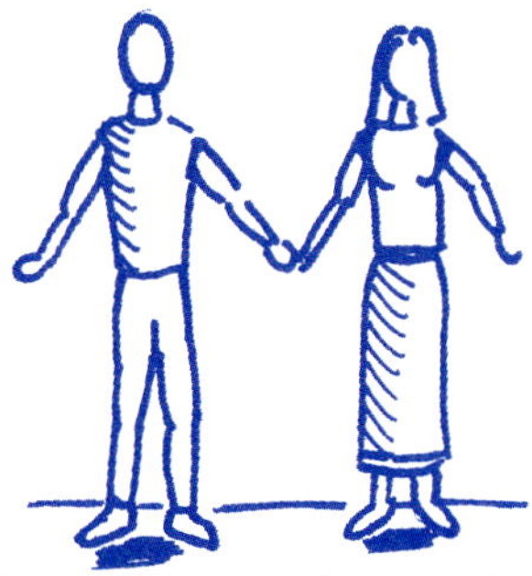

Lieder

- „Die Vogelhochzeit"
- „Es waren zwei Königskinder"
- „Brüderchen, komm, tanz mit mir"

Übungen

- **Paare ertasten:** Benötigt wird ein großer Karton mit Deckel, in den ein oder zwei Grifflöcher für die Arme geschnitten werden, außerdem eine Vielzahl von Alltagsgegenständen, jeweils als Paare, z.B. zwei Korken, zwei Handschuhe, zwei Radiergummis, zwei Löffel ... Es sollten mehr Gegenstandspaare als TN vorhanden sein.
  - Reihum holt jede TN zunächst blind einen beliebigen Gegenstand heraus. In der zweiten Runde greift jede hinein mit dem Ziel, das Pendant zum im ersten Durchgang gezogenen Gegenstand zu finden. Wird etwas Falsches herausgezogen, behält die TN dies und wirft den zuerst gezogenen Gegenstand wieder hinein. Die Durchgänge werden so lange fortgesetzt, bis jede TN ein richtiges Paar gefunden hat.
  - Wie oben, aber der Gegenstand soll jeweils vor dem Herausziehen erkannt und benannt werden. In der zweiten Runde wird ebenfalls ein beliebiger Gegenstand gesucht. Vor dem Herausziehen sagt die

TN, die gerade am Zug ist, jeweils zu welcher Mitspielerin sich das Teil zuordnen lässt, wer bereits das Gegenstück in der Hand hält. Es wird also nicht das eigene, sondern ein fremdes Gegenstück aus der Runde gesucht.

- **(Be-)Rührt euch!:** TN finden sich zu Paaren zusammen. Die GL nennt immer zwei Körperteile und die beiden Partnerinnen sollen sich verständigen, wer sich mit welchem Körperteil einbringt und jeweils Positionen finden, damit genau die beiden genannten in Kontakt kommen – z.B. rechter Fuß und linkes Knie usw.

- **Blinder Spaziergang:** Die TN finden sich zu Paaren zusammen.
  - A schließt die Augen, B führt A an der Hand durch den Raum. Beide bleiben an verschiedenen Stellen stehen und A soll nach Hinweis von B Gegenstände betasten – eine Wand, einen Teppich, eine Tischplatte usw. A beschreibt die Gegenstände und benennt sie. Nach ca. 5-7 Stationen gehen beide kurze Zeit ohne System durch den Raum. Danach führt B in veränderter Folge A an die vorher betasteten Gegenstände heran. A versucht nun, die Gegenstände so zuzuordnen und zu benennen wie vorher. Anschließend wird gewechselt.
  - TN gehen einzeln durcheinander mit offenen Augen durch den Raum und prägen sich möglichst viele Details ein. Nach einiger Zeit finden sie sich zu Paaren zusammen; die Paare verteilen sich im Raum. A schließt die Augen. B benennt einen beliebigen Gegenstand im Raum – Fenster, Tür, Uhr, Schrank usw., zu dem A sich mit geschlossenen Augen hinwenden soll. Der ausgestreckte Arm von A soll in die vermutete Richtung des Gegenstands deuten. Nach einigen Durchgängen wird gewechselt.

- **Ballpaare:** Die Gruppe sitzt im Kreis. Es werden viele verschiedenartige Bälle benötigt; dabei müssen von jeder Sorte zwei vorhanden sein.
  Jeweils zwei TN rollen sich mit geöffneten Augen gegenseitig verschiedene Bälle zu und zählen bei jedem Rollen. Die übrigen TN halten die Augen geschlossen. Sie sollen am Klang herausfinden, welches die Paare sind, welche beiden Bälle zusammengehören. Können sie am Ende die richtigen Nummern [der Rollvorgänge] nennen?

- **Tierpaare:** Benötigt werden Zettel mit Tierarten. Jede Tierart sollte dabei doppelt vorhanden sein – Hund, Katze, Pferd, Kuh ...

- Alle TN ziehen je einen Zettel, den sie den anderen TN nicht zeigen. Jede TN stellt das gezogene Tier pantomimisch dar. Auf diese Weise versuchen die beiden Partnerinnen, die das gleiche Tier gezogen haben, sich zu finden.
- Wie oben, aber die Darstellung des gezogenen Tiers erfolgt nicht pantomimisch, sondern über die Laute, die die Tiere von sich geben.

➢ **Nousknacker 1**: Benötigt wird ein Kartenspiel *Nousknacker 1* bzw. für die Variation zwei Kartenspiele.
  - Die TN ziehen aus dem gemischten Spiel jeder eine beliebige Karte vom Stapel. Alle gehen durcheinander im Raum und halten dabei ihre Karte offen vor sich. Die Zeichen der eigenen Karte sollen jeweils schnell im Vorbeigehen mit denen der Entgegenkommenden verglichen werden. Entdecken zwei TN zwischen ihren Karten eine Übereinstimmung, also zwei gleiche Zeichen, d.h. ein Paar, so legen sie die Karten ab und ziehen jeder ein neue. Das Spiel ist zu Ende, wenn keine Karten mehr auf dem Stapel sind und unter den im Raum befindlichen keine weiteren Paare mehr gebildet werden können.
  - Wie oben, aber es geht nicht darum, zwei gleiche Zeichen als Paar zu finden, sondern zwei völlig gleiche Spielkarten. Bei dieser Version sind zwei Kartenspiele im Einsatz und werden miteinander gemischt (vorher jeweils kennzeichnen!). Je nach Gruppengröße müssen nicht die kompletten Spiele eingesetzt werden, sondern gegebenenfalls nur jeweils die (gleiche!) Hälfte der Karten. Wer nach einiger Zeit trotz genauer Betrachtung kein Pendant seiner Karte findet, schiebt diese in den Stapel zurück und nimmt eine neue. Jedes gefundene Kartenpaar wird abgelegt und ist aus dem Spiel.

➢ **Geräuschememory:** Benötigt werden für je 4-6 TN ca. 20-30 Filmdosen, jeweils zwei mit gleichem Inhalt gefüllt, z.B. mit Sand, kleinen Steinen, Papierkugeln, Wasser, Streichhölzern ..., für eine Variation auch ein Schach- oder Damebrett.
  - Die Filmdosen werden durcheinander gemischt in der Mitte der Gruppe verteilt. Reihum ist jeweils eine TN am Zug, bewegt zwei Dosen und stellt sie anschließend auf dem gleichen Platz wieder ab. Alle hören zu und versuchen, sich die Klänge zu merken. Ziel ist, möglichst schnell die richtigen Paare zusammenzubringen. Ist ein Paar gefunden, wird es aus dem Spiel genommen. Am Ende werden

gemeinsam alle fertigen Paare noch einmal kontrolliert, d.h. genau mit ihren Klängen verglichen und, falls nötig, die Kombination noch einmal korrigiert.

- Wie oben, aber die Dosen sind per Aufkleber mit Nummern versehen. Die GL hat eine Liste mit den richtigen Kombinationen und deren Inhalten. Mit ihrer Hilfe kann die Richtigkeit der gefundenen Paare festgestellt werden. Aber die Aufgabe gilt erst dann als erfüllt, wenn die Gruppe auch den Inhalt der Dosen richtig geraten hat.
- Wie oben, aber die Dosen sind in beliebigen Positionen auf einem Schach- oder Damebrett angeordnet und sollen nach jeder Bewegung wieder auf denselben Platz zurückgestellt werden.

➢ **Von jetzt bis gleich ...:** TN finden sich zu Paaren zusammen. Jeweils eines vollzieht eine einfache und kurze Bewegungsfolge mit anfangs vier, bei späteren Durchgängen bis zu sieben, einfachen Elementen. Die andere Partnerin beobachtet und vollzieht sofort anschließend die Bewegungsfolge nach. Fließende Übergänge sollten dabei möglichst vermieden werden. Die einzelnen Elemente sollten klar erkennbar sein, z.B. mit dem rechten Mittelfinger winken, mit dem linken Arm einmal kreisen, den rechten Fuß heben, mit dem Kopf nicken usw.

➢ **Arbeitsblätter „Paarungen":** Je TN ein Arbeitsblatt, *(Kopiervorlage s. Anhang ab S. 191)* Folie und Folienstift.

➢ **Denk-Werkstatt®-Spiel:** Fragen und Antworten für GL am Themenende.

Gesprächsimpulse

➢ *Sprüche und Redewendungen:* Gleich und gleich gesellt sich gern ...

➢ *Symbol für:* Beziehung, Zweisamkeit, Zusammengehörigkeit, Geschlechtsreife, gleiche Merkmale, Zusammenspiel, Vertrautheit ...

➢ *Arten:* Menschliche P~[32] – Ehe~, Verlobte, Liebes~, gleichgeschlechtliche ~, Geschwister~, Zwillings~, Prinzen~, Königs~, Duo ...; tierische ~ – Schwanen~, Hamsterpärchen ...; Organe + Körperteile – Augen, Ohren, Hände, Füße, Arme, Beine, Nieren, Lungenflügel ...; Gegenstands-~ – Socken, Handschuhe, Schuhe ...; gleiche ~ – Wiener Würstchen ... oder ungleiche ~ Messer und Gabel, Feuer und Wasser ...

➢ *Berühmte ~:* Im Märchen – Hänsel und Gretel, Hase und Igel, Schneeweißchen und Rosenrot ...; in Literatur, Theater, Film ... – Pünktchen und Anton, Harold und Maude, Sherlock Holmes und Watson, Vater und Sohn, Bonnie und Clyde ...;

- *Wörter:* ~ig, ~ung, ~ungszeit, ~hufer, ~weise, ~probleme, ~reim, ~lauf, Hochzeits~, Braut~ ...
- *Sport:* ~ung von Mannschaften; Tanzen, Zweierbob, Beachvolleyball, Tennis, Eiskunstlauf ...
- *Dies und das:* Gretna Green, Partnerschaft, Schwule, Lesben, Duell, Duett, Pendant, Entsprechung, Gegenstück, Doppeldecker, Doppelsitzer, zweispurig, parallel, Doppel, doppelt, gleich, Domino, Memory, Bilderlotto ...

Material

- Viele verschiedene Bälle, jeweils zwei von einer Sorte.
- 20-30 Filmdosen mit verschiedenen Inhalten.
- Ein Arbeitsblatt „Paarungen" (s. S. 191) je TN, Stifte.
- Kartenspiel *Nousknacker 1*, zwei Spiele.
- Anschauungsmaterial: Socken, Eheringe, Bilder von Märchenfiguren, Memorykartenpaar, Würstchen ...

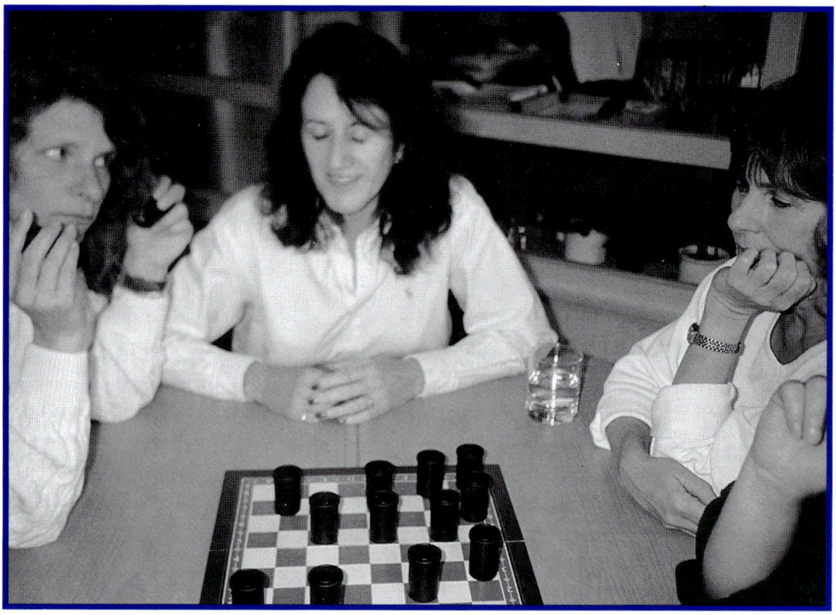

Denk-Werkstatt®-Spiel: PAARE

1. Welches Paar hält im Winter die Finger warm? Denk-Werkstatt®.

2. Wie wird ein Gesangspaar noch bezeichnet? Handschuhe.

3. Was ist die Bezeichnung für zwei Heiratswillige? Duo.

4. Was spielen zwei Personen als Mannschaft, z.B. im Tennis oder Tischtennis? Brautpaar.

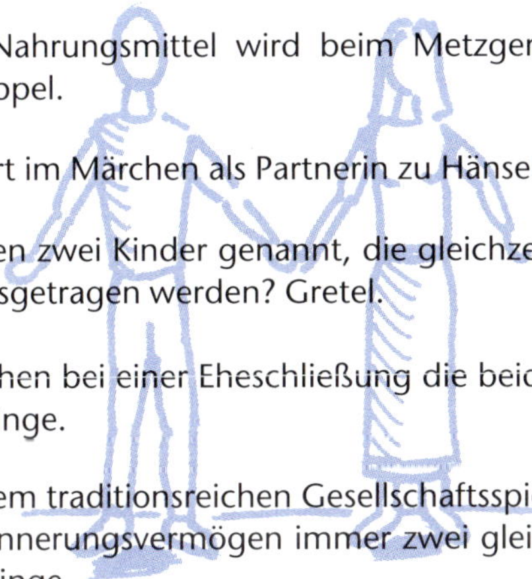

5. Welches Nahrungsmittel wird beim Metzger meist als Paar verkauft? Doppel.

6. Wer gehört im Märchen als Partnerin zu Hänsel? Würstchen.

7. Wie werden zwei Kinder genannt, die gleichzeitig von der gleichen Mutter ausgetragen werden? Gretel.

8. Was tauschen bei einer Eheschließung die beiden Partner miteinander? Zwillinge.

9. Bei welchem traditionsreichen Gesellschaftsspiel geht es darum, mit gutem Erinnerungsvermögen immer zwei gleiche Bildkarten aufzudecken? Ringe.

10. Wer wirft beim rheinischen Karneval die Bonbons vom Festwagen? Memory.

11. Welches Paar bewegt sich sportlich nach Musik? Prinzenpaar.

12. Welcher lenkbare Kufenschlitten kann von zwei Personen gefahren werden? Tanzpaar.

13. Was gesellt sich nach Meinung des Volksmunds gern? Zweierbob.

14. Bei welchem fabelhaften Tierpaar kommt der scheinbar langsamere am Ende durch Cleverness doch schneller ans Ziel? Gleich und gleich.

15. Welche zwei Teile gehören beim Besteck zusammen? Hase und Igel.

16. Nach welchem System wird ein Gedicht verfasst, bei dem sich immer zwei aufeinander folgende Verse reimen? Messer und Gabel.

17. Wie wird die Zeit genannt, in der Tiere sich üblicherweise einen Geschlechtspartner suchen? Paarreim.

18. In welcher Sportart bewegen sich Paare auf Kufen zur Musik? Paarungszeit.

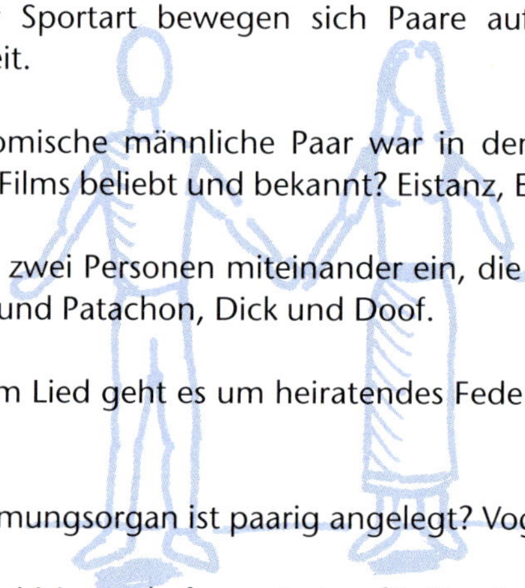

19. Welches komische männliche Paar war in den Anfangszeiten des deutschen Films beliebt und bekannt? Eistanz, Eiskunstlauf.

20. Was gehen zwei Personen miteinander ein, die als Paar zusammenleben? Pat und Patachon, Dick und Doof.

21. Bei welchem Lied geht es um heiratendes Federvieh? Partnerschaft, Beziehung.

22. Welches Atmungsorgan ist paarig angelegt? Vogelhochzeit.

23. Was wird bei Mannschaftssportarten für Turniere und Meisterschaften ausgelost? Lunge.

24. Wie werden die Säugetiere bezeichnet, bei denen an jedem Fuß eine dritte oder vierte Zehe überwiegend entwickelt ist und allein steht? Paarungen.

25. Was fehlt, wenn von einem Paar nur ein Teil vorhanden ist? Paarhufer.

26. Mit welchem feierlichen Akt geben Paare sich ein Eheversprechen? Gegenstück, Pendant.

27. Welches Paar wärmt die Füße? Verlobung.

28. Welches Dorf in Schottland wurde wegen seines unkonventionellen Verfahrens bei Trauungen berühmtes Mekka Heiratswilliger? Socken, Strümpfe.

29. Welche Wasservögel mit langen Hälsen leben als Paare zusammen? Gretna Green.

30. Wie wird ein Wettkampf zwischen zwei Gegnern genannt? Schwäne.

31. Duell.

3.10 Pakete

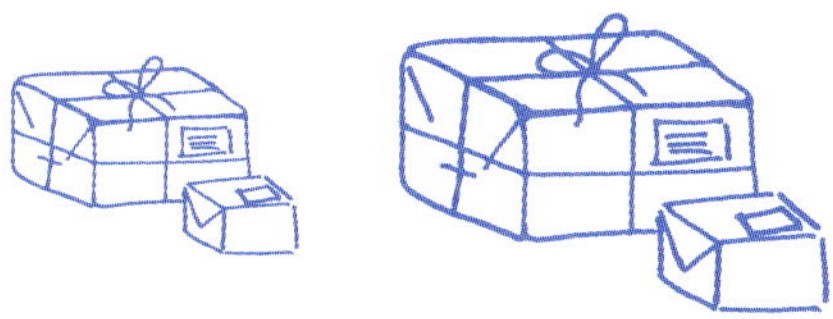

Übungen

➢ **Pakettransport:** Benötigt werden viele Kartons in unterschiedlichen Formen und Größen, zum Teil groß und gut sichtbar beschriftet mit Zahlen und Buchstaben.
Die Gruppe steht im Kreis. Alle stellen sich vor, sie arbeiteten bei einem Paketzustelldienst im Akkord und müssten möglichst schnell viele Pakete per Menschenkette in einen Lastwagen verfrachten.
- Die TN reichen sich die Pakete in einer gleich bleibenden Arbeitsrichtung gegenseitig an.
- Wie oben, aber die Abstände zwischen den TN werden vergrößert und die Pakete werden geworfen.
- Wie oben, Pakete mit Zahlen werden linksherum gegeben, solche mit Buchstaben rechtsherum.
- Wie oben, aber Pakete mit geraden Zahlen laufen linksherum, solche mit ungeraden rechtsherum, Buchstaben von A bis M linksherum, von N bis Z rechtsherum.
- Wie oben, aber zusätzlich kommen Pakete ohne Aufschrift ins Spiel, die in beliebige Richtungen gegeben werden, aber immer eine TN überspringen müssen.

➢ **Packordnung:** Benötigt werden viele Pakete in unterschiedlichen Formen und Größen, mit unterschiedlichen Zahlen und/oder Buchstaben beschriftet, außerdem eine Waage und für die TN Papier und Stifte.

- Die Pakete liegen durcheinander im Raum verteilt. Die TN gehen herum und inspizieren die Pakete nur mit den Augen, dürfen sie nicht berühren und notieren auf ihren Zetteln die vermutete Rangfolge nach der Größe. Paket 17 erscheint oben auf der Liste, weil es auf den ersten Blick die größten Ausmaße hat, gefolgt von dem Karton mit der Aufschrift 3 usw. Am Ende werden alle der Größe nach in eine Reihe gelegt. Bei wem stimmt die Liste mit der Reihe überein?
- Wie oben, aber die Pakete sind gefüllt mit beliebigen – unterschiedlich schweren – Materialien. Es soll wieder eine Rangfolge erstellt werden, dieses Mal nach Gewicht. Jetzt darf jedes Paket von jeder TN angehoben werden. Es darf immer nur ein Paket zur Zeit gehoben und nicht von seinem Platz transportiert werden.
- Wie oben, aber Einordnung in eine Reihenfolge nach Größe soll durch blindes Ertasten erfolgen. Dazu gehen die TN zu Paaren zusammen. A führt B durch den Raum zu den Paketen, B hat die Augen geschlossen und betastet, A schreibt die Ergebnisse auf. Anschließend wird gewechselt.

➢ **Paketturm:** Benötigt werden 24 Kartons, dicke Filzstifte zum Beschriften, vier große Würfel.
Die Gruppe wird in zwei Mannschaften geteilt. Jede erhält zwei Würfel und eine ungefähr gleiche Auswahl von zwölf Kartons verschiedener Größen und Formen. Die Kartons werden beschriftet mit den Zahlen von 1-12. Aus diesen Kartons soll möglichst schnell ein möglichst hoher Turm gebaut werden.
Die Mannschaften würfeln abwechselnd, jeweils mit zwei Würfeln. Die Augen auf beiden Würfeln werden addiert und der entsprechende Karton herausgesucht. Unabhängig von seiner Größe muss der zuerst erwürfelte Karton die Basis des Paketturms bilden. Es dürfen nur solche Kartons aufgetürmt werden, die zuvor erwürfelt wurden. In jedem Durchgang darf jede Mannschaft nur einmal würfeln. Wird eine Zahl geworfen, die bereits im Turm enthalten ist, so ist wieder die andere Mannschaft am Zug. Wird ein Pasch gewürfelt, kann dieser wahlweise für die tatsächliche Augenzahl oder für den Karton mit der Nummer 1 eingesetzt werden.
Es kommt nicht nur auf schnelles Würfeln an, sondern vor allem auf geschicktes Aufstapeln, denn wenn der Turm umfällt, muss wieder von vorn begonnen werden.

Bei engem Raum oder wenig mobilen TN kann alternativ mit kleinen Schachteln, z.B. Zigarettenschachteln, Käseschachteln u. Ä. gespielt werden.

➢ **Paketschnüre:** Benötigt wird je zwei TN ein Karton und ein Stück Paketschnur, Länge abhängig von der Kartongröße.
Die TN bilden Paare. Jedes Paar soll gemeinsam einen Karton mit Paketschnur zubinden. Anders als beim echten Postpaket, soll hier – wie beim Geschenkpaket – ein Schleife gebunden werden. Die Schwierigkeit liegt darin, dass beide Partnerinnen nur jeweils eine Hand benutzen dürfen – A die rechte und B die linke. Ist die Schleife als Ergebnis vollbracht, wird der Handeinsatz gewechselt. Wer im ersten Durchgang die rechte Hand benutzt hat, nimmt jetzt die linke und umgekehrt.

➢ **Nousknacker 1:**
Die TN teilen sich jeweils zu zweit ein Kartenspiel. Je TN wird ein halbes Spiel benötigt.

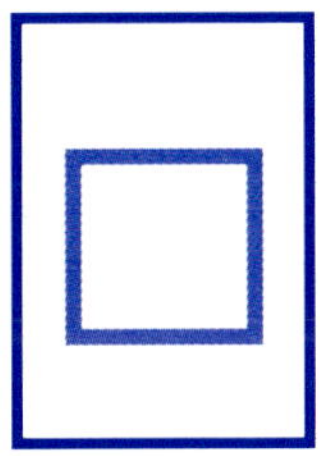

- Jede sortiert zügig den eigenen Kartenstapel. Dabei sind alle Karten herauszufinden, die mindestens eines der folgenden Zeichen enthalten: P, A, K, E, T, Symbol *(s. Abb.)*
  Wer seinen Stapel fertig sortiert hat, macht einen zweiten Durchgang, dieses Mal langsamer, um festzustellen, ob bzw. wie viele Karten im ersten Durchgang übersehen wurden.

Überraschungskarten aus einem Überraschungspaket:

- Benötigt wird je 4-6 TN ein Kartenspiel, ein Stapel liegt verdeckt, einige einzelne Karten offen auf dem Tisch, sodass möglichst alle auftauchenden Symbole mindestens einmal zu sehen sind. Reihum zieht immer eine TN eine Karte und beschreibt den anderen, die die Karte nicht sehen können, eines der darauf dargestellten Symbole mit Worten und/oder Gesten. Die anderen versuchen, herauszufinden, um welches Symbol es sich handelt und deuten auf einer der offen liegenden Karten darauf. Ist es erraten, macht die nächste TN mit einer neuen Karte weiter.
- Benötigt werden zwei Kartenspiele. Eines wird komplett mit offenen Karten für alle sichtbar ausgelegt, das andere liegt als Stapel verdeckt. Gespielt wird wie oben, d.h., eine TN beschreibt mit Worten bzw. Gesten. Diesmal geht es aber nicht nur um ein Symbol, sondern um die gesamte Karte. Die Gruppe soll möglichst schnell das Pendant, also die genau gleiche Karte, finden. Die erkannten Karten werden

aus dem Spiel genommen, sodass sich die Anzahl der offen liegenden Karten ständig verringert.

- **Von jetzt bis gleich ...:** Postleitzahlen merken.
  Benötigt wird ein Satz Ziffernkarten von 0-9, außerdem für alle TN Papier und Stifte.
  Die GL spricht den TN Postleitzahlen vor. Dazu deckt sie im Sekundentakt aus ihren Zahlenkarten jeweils eine auf, spricht sie den TN laut vor und legt die Karte dann verdeckt ab. Die TN schreiben anschließend die Zahlen auf, die ihnen noch in Erinnerung sind. Es wird mit den früheren vierstelligen Postleitzahlen begonnen, dann gesteigert auf gültige fünfstellige, und bei Bedarf vorausschauend für die Zukunft auf sechs- bis siebenstellige erweitert.

- **Arbeitsblatt „Lieferliste"***:* Je TN ein Arbeitsblatt, *(Kopiervorlage s. Anhang ab S. 192)* Folie und Folienstift.

- **Geburtstagspaket packen:** Benötigt wird ein leerer Karton, Zettel und Stifte.
  Gemeinsam wird in der Gruppe ein Geburtstagspaket mit imaginären Inhalten gepackt. Ein Karton steht in der Mitte. In ihn wirft reihum jede TN einen Zettel, auf dem gemalt oder als Begriff ein Geschenk steht. Jedes Geschenk wird laut und deutlich benannt und alle TN sollen sich möglichst viele Geschenke merken. Dabei dürfen auch ungewöhnliche und nicht immer greifbare Präsente eingepackt werden – also nicht nur ein Blumenstrauß, sondern auch Freude, Sonne, Freundschaft, eine Giraffe usw. Am besten bleibt die Gruppe anfangs eher bei gegenständlichen Geschenken. Bei geübten Gruppen oder späteren Durchgängen können auch abstrakte Begriffe gewählt werden. Bei kleinen Gruppen kann jede zwei Geschenke einpacken.
  Liegen alle Geschenke im Paket, kann es vorübergehend geschlossen werden. Nach einer kurzen Ablenkung – z.B. durch Singen eines Geburtstagsliedes – schreibt jede TN einzeln auf, was ihr noch in Erinnerung ist. Anschließend wird mit dem Paketinhalt verglichen.
  Alternativ kann der Inhalt gemeinsam in der Gruppe zusammengetragen und jedes genannte Geschenk von der GL aus dem Paket ausgepackt werden.

- **Denk-Werkstatt®-Spiel:** Fragen und Antworten für GL am Themenende.

Gesprächsimpulse

- *Symbol für:* Kombination von Angeboten, Pauschale ...
- *Arten:* Großer, gefüllter Karton als Postsendung; zusammengeschnürtes, großes Bündel
- *Bestandteile:* Karton, Packpapier, ~[33]schnur, Bindfaden, Adressaufkleber, Absender, Klebeband, ~inhalt, Füllmaterial, Holzwolle ...
- *Berufe:* Postbeamter, ~zusteller, Packer ...
- *Wörter:* Post~, Wert~, Schnell~, Care~, Lunch~, Steuer~, ~dienst, ~gebühren, ~marke, ~schalter ...
- *Dies und das:* Schnüren, Weihnachten, Geburtstag, Warenversand, Innenadresse, Verpackung, Päckchen, viereckig, Maße, Gewicht, Höchstgewicht, Abholservice, Express, Sonntagszustellung, Rückschein, Nachnahme, Sperrgut, Nachsendung, unfrei, Packset, Vorsicht Glas!, Luftfracht ...

Material

- Viele Kartons unterschiedlicher Größen und Formen, dicke Filzstifte zum Beschriften.
- Paketschnur.
- Ein Satz Ziffernkarten 0-9 (alternativ 1-10 auch möglich).
- Kartenspiel *Nousknacker 1*, ein Spiel für je zwei TN.
- Arbeitsblätter „**Lieferliste**", *(Kopiervorlage im Anhang, S. 192).*
- Ein leerer Karton, Zettel und Stifte.
- Anschauungsmaterial: Kartons in verschiedenen Größen, Packpapier, Klebeband, Schere, Adressaufkleber, Bindfaden ...

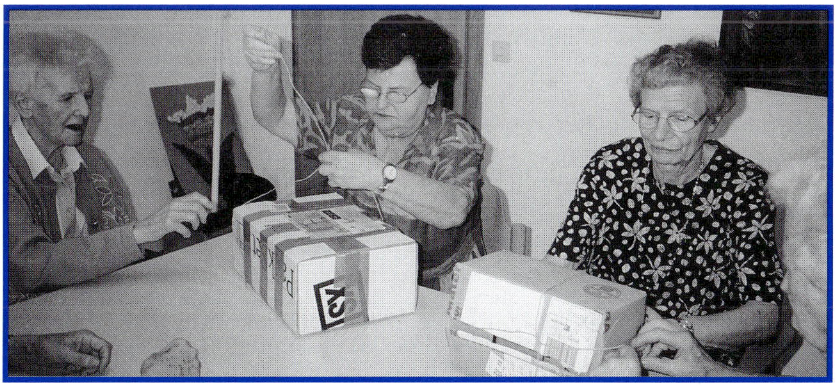

Denk-Werkstatt®-Spiel: PAKETE

1. In was wird traditionell ein Karton verpackt, wenn er als Postpaket verschickt werden soll? Denk-Werkstatt®.

2. Welche Einrichtung kümmerte sich als Erste um den Versand von Paketen? Packpapier.

3. Welche Form hat ein normales Postpaket? Post.

4. Wo steht die Anschrift des Empfängers? Eckig.

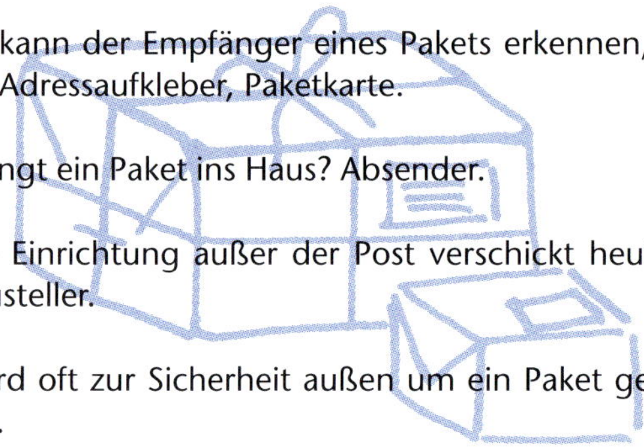

5. Woran kann der Empfänger eines Pakets erkennen, von wem er es erhält? Adressaufkleber, Paketkarte.

6. Wer bringt ein Paket ins Haus? Absender.

7. Welche Einrichtung außer der Post verschickt heute auch Pakete? Paketzusteller.

8. Was wird oft zur Sicherheit außen um ein Paket gebunden? Paketdienste.

9. Vor welchem christlichen Fest werden besonders viele Pakete verschickt? Bindfaden, Paketschnur.

10. Was erhalten Ausflügler oft, wenn sie eine Mahlzeit nicht im Hotel einnehmen, aber bezahlt haben? Weihnachten.

11. Welche Nahrungsmittelpakete wurden nach dem Zweiten Weltkrieg von einer in den USA gegründeten Hilfsorganisation auch an viele deutsche Haushalte verteilt? Lunchpaket.

12. Wo wird beim Postamt ein Paket abgegeben? Carepaket.

13. Nach was richtet sich wesentlich die Höhe der Gebühren? Paketschalter.

14. Als was wird ein Paket verschickt, das im Hinblick auf die Ausmaße nicht die Norm erfüllt? Gewicht.

15. Was wird außer Bindfaden zum Befestigen von Packpapier verwandt? Sperrgut.

16. Um was handelt es sich, wenn der Paketzusteller nicht nur die Beförderungsgebühren, sondern auch den Warenwert beim Überbringen kassiert? Klebeband.

17. Was verabschiedet eine Regierung, wenn sie mehrere Steuergesetze gleichzeitig ändert? Nachnahme.

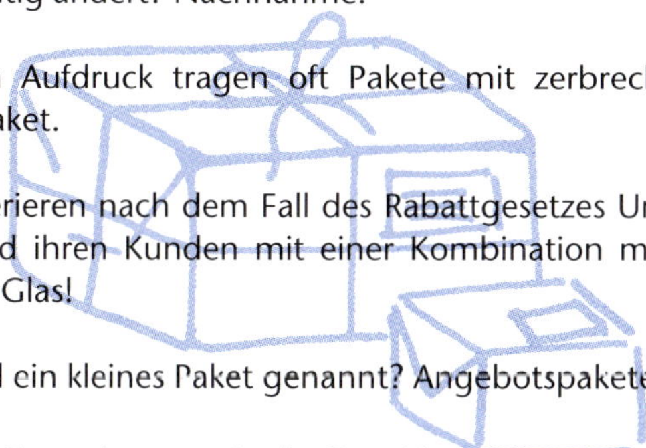

18. Welchen Aufdruck tragen oft Pakete mit zerbrechlichem Inhalt? Steuerpaket.

19. Was offerieren nach dem Fall des Rabattgesetzes Unternehmen zunehmend ihren Kunden mit einer Kombination mehrerer Waren? Vorsicht Glas!

20. Wie wird ein kleines Paket genannt? Angebotspakete.

21. Welches Formular muss in der Regel beim Versand eines Pakets ausgefüllt werden? Päckchen.

22. Was wird oft als Füllmaterial beim Packen von Paketen verwandt? Paketkarte.

23. Wie wird ein Paket nach Übersee verschickt, wenn es schnell ankommen soll? Holzwolle, Zeitungspapier.

24. Wo können per Katalog Waren bestellt werden, die dann per Paket ins Haus kommen? Per Luftfracht.

25. Welche Farbe hat meist Packpapier? Versandhaus.

26. Welches ist die Farbe der Post? Braun.

27. Wie heißen die fertigen Kartons mit Adressaufdruck und Gebührenmarke, die von der Post zum Versand von Waren verkauft werden? Gelb.

28. Was außer dem Gewicht ist für die Festlegung von Versandart und Gebühren noch entscheidend? Packset.

29. Was sollte zur Sicherheit noch einmal innen im Paket liegen, damit der Inhalt auch im Fall einer Beschädigung bestimmt den vorgesehenen Empfänger erreicht? Maße.

30. Welche Pakete sind meist besonders schön verpackt und dekoriert? Empfängeradresse.

31. Geschenkpakete.

3.11 Puppen

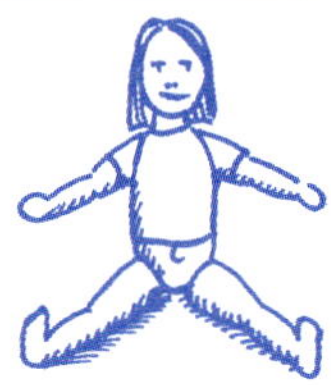

Übungen

- **Marionetten:** Die TN finden sich zu Paaren zusammen, A ist die Marionette, B die Spielerin. Anschließend wird gewechselt. A sitzt, B steht zunächst davor, nach etwas Übung auch dahinter. B bewegt A wie an unsichtbaren Fäden, die sich beide an den Gliedmaßen bzw. den Gelenken vorstellen. Die Bewegung sollen so genau wie möglich vollzogen werden. Steht B hinter A, müssen beide schon aufeinander eingespielt sein, und es gilt, sehr genau wahrzunehmen.

- **Roboter:** Es werden Paare gebildet. Die Partnerinnen stehen jeweils hintereinander. Jeweils eine Partnerin ist ein Roboter, die von der anderen gesteuert wird. Beide bewegen sich frei durch den Raum, immer den Signalen der Steuernden folgend. Wichtig ist, dass die Roboter nur sehr kleine Schritte machen und sehr langsam gehen. Ein gleichzeitiges Tippen auf beide Schultern bedeutet geradeaus gehen, das Tippen auf die rechte oder linke Schulter eine Drehung um 90° in die entsprechende Richtung. Richtungswechsel können immer nur um 90° – also im rechten Winkel – erfolgen. Handauflegen auf beide Schultern bedeutet Stopp. Dabei sollen die anderen Paare im Raum beachtet und der Roboter sicher durch den Verkehr gesteuert werden. Nach kurzer Zeit tauschen beide Partnerinnen die Rollen.[34]

➢ **Nousknacker 1:** Es werden Kleingruppen mit je 3-5 TN gebildet. Ein Kartenspiel *Nousknacker 1* wird so aufgeteilt, dass jede Gruppe einen kleinen Stapel Karten bekommt. Dabei werden die sechs Nursymbolkarten vorher aussortiert.
- Jede Gruppe legt ihren Kartenstapel verdeckt in die Mitte. Es wird immer eine Karte aufgedeckt. Die TN überlegen dann gemeinsam, wie sie die Befehle der Karte in puppengemäße Bewegungen umsetzen können. Sie bewegen sich wie Puppen mit abgehackten, eckigen Bewegungen und versuchen, die auf einer Karte angegebenen Zeichen zu deuten. Ein „G" kann z.B. für Gehen stehen, eine „5" für fünf Schritte, ein „H" für Heben usw. Für die Symbole gilt es, kreative Lösungen zu finden, um sie z.B. mit entsprechenden Raumwegen, Armbewegungen, in gemeinsame Bewegung mehrerer TN o.Ä. umzusetzen.

➢ **Figurenpuppen:** Benötigt werden Figurenkarten, hergestellt aus der Kopiervorlage im Anhang *(s. S. 193f.)*. Auf jeder Karte ist eine Figur (gegebenenfalls vergrößert) abgebildet.
- Die GL zeigt jeweils eine Karte und alle TN versuchen, möglichst schnell die jeweils dargestellte Position einzunehmen.
- Die GL zeigt jeweils eine Karte und die Gruppe versucht gemeinsam, die von der abgebildeten Figur eingenommene Haltung mit Worten zu beschreiben.
- Die GL (oder eine TN) nimmt sich eine Karte und beschreibt mit Worten die Haltung, die die darauf abgebildete Figur einnimmt. Die TN versuchen, nach dem Gehörten entsprechende Positionen einzunehmen.
- Mehrere Karten liegen für alle sichtbar ausgebreitet. Die GL (oder eine TN) ahmt die Position einer Karte nach. Die anderen sollen möglichst schnell herausfinden, welche Karte von der menschlichen Puppe nachgeahmt wird.
- Es wird in Mannschaften gespielt. Die GL zeigt im Wechsel immer einer Mannschaft kurz eine Karte und legt sie dann verdeckt ab. Alle Mitglieder der Mannschaft sollen nun möglichst die gleiche Position

einnehmen wie auf der Karte abgebildet. Sind alle in Position, wird die Karte wieder aufgedeckt und verglichen. Je TN in korrekter Position erhält die Mannschaft einen Punkt.

- Wie oben, aber jeweils eine Mannschaft muss die Mitglieder der anderen in Form bringen. Die Mitglieder der gegnerischen Mannschaft sind jeweils willenlose Puppen, die sich bewegen lassen.
- Zu Paaren: Es werden neutrale Zettel oder Karten und Stifte benötigt. Eine TN nimmt eine beliebige – möglichst noch nicht auf den vorgefertigten Karten dargestellte – Position ein. Die andere Partnerin versucht, die Haltung mithilfe einer Figur auf einer neutralen Karte darzustellen. Anschließend wird gewechselt.

➢ **Von jetzt bis gleich ...**: Benötigt werden Figurenkarten, hergestellt aus der Kopiervorlage im Anhang *(s. S. 193f.)*. Auf jeder Karte ist eine Figur (gegebenenfalls vergrößert) abgebildet.

- Die GL zeigt nacheinander zwei, drei oder später auch vier Karten (jeweils ca. zwei Sekunden) und legt sie dann verdeckt ab. Die TN nehmen die entsprechenden Positionen möglichst in der richtigen Reihenfolge jeweils kurz ein.
- Je TN werden zusätzlich Stift und Papier benötigt. Wie oben, aber die von der GL gezeigten Karten sollen nicht aus der Erinnerung durch eigene Bewegung nachgeahmt, sondern nachgezeichnet werden.

➢ **Anagramm**: Es werden kleine Gruppen zu je 3-4 TN gebildet, die als Mannschaften gegeneinander spielen.

- Aus den Buchstaben eines beliebigen Wortes, das im Zusammenhang mit dem Thema steht, sollen neue Wörter gebildet werden. Es können alle oder nur ein Teil der Buchstaben verwendet werden. Mindestens zwei werden benötigt, um ein sinnvolles Wort bilden zu können. Jeder Buchstaben darf maximal so oft verwendet werden, wie er im Ausgangswort vorkommt. Es dürfen keine Buchstaben hinzugefügt werden. Für jedes Wort stehen wieder neu alle Buchstaben des Ausgangsworts zur Verfügung. Welcher Gruppe gelingt es, zuerst zehn neue Substantive (Hauptwörter) zu bilden? Beispiel: PUPPENWAGEN – Puppe, Wagen, Gen, Page ...
- Alternativ kann *Anagramm* verkehrt gespielt werden, d.h., es sollen Wörter gesucht werden, in denen die Buchstaben des Ausgangsworts **nicht** vorkommen.

- **Denk-Werkstatt®-Spiel:** Fragen und Antworten für GL am Themenende.

Gesprächsimpulse

- *Sprüche und Redewendungen:* ... bis in die P~[35]; die ~ tanzen lassen ...
- *Symbol für:* Niedlich, klein, zierlich ...
- *Arten, Funktionen:* Spielzeug, anatomische ~, Dekoration, Attrappe, Lehrmaterial, Werkzeug, Testgerät, Roboter ...
- *Materialien:* Kunststoff, Holz, Stroh, Textilstoff, Wolle, Papier, Wachs, Celluloid ...
- *Berufe:* Tänzer, Pantomimen, ~doktor, Mediziner, Physiotherapeuten, Schneider ...
- *Wörter:* Puppig, ~haft, ~gesicht, ~haus, ~stube, ~kleid, ~bett, ~wagen, ~küche, ~geschirr, ~museum, ~theater, Hand~, Mode~, Stab~, Finger~, Kasper~, Glieder~, Baby~, Trachten~, Anzieh~, Schaufenster~ ...
- *Dies und das:* Die Zucker~ aus der Bauchtanzgruppe, Vogelscheuche, Souvenir, Hampelmann, sprechende ~, Pappkamerad, Coppélia (Ballett von Delibes), Wachsfigurenkabinett (Madame Tussaud), Augsburger Puppenkiste, Barbie, Schildkröt, Käthe Kruse, russische Holzsteck~ (~ in der ~, Dummy (Test~ bei Autotests), Marionette, abwertender Begriff für Frau, ~ nur etwas für Mädchen? ...

Material

- Figurenkarten, hergestellt aus der Kopiervorlage im Anhang *(s. S. 193 f.)*, neutrale Zettel oder Karten.
- Papier und Stifte.
- Kartenspiel *Nousknacker 1*, ein Spiel.
- Anschauungsmaterial: Puppen aller Art, Puppenhaus, Puppengeschirr, Bild einer Schmetterlingspuppe ...

Denk-Werkstatt®-Spiel: PUPPEN

1. Wie wird eine kleine künstliche Nachbildung eines menschlichen Wesens bezeichnet? Denk-Werkstatt®.

2. Bei welchem Insekt ist ein Entwicklungsstadium die Puppe? Puppe.

3. Was steckt im Bauch einer typischen russischen Holzpuppe? Schmetterling.

4. Über welche Art von Puppen freuen sich Kinder, wenn beim darstellenden Spiel der Räuber von einem fröhlichen Gesellen zur Strecke gebracht wird? Puppe.

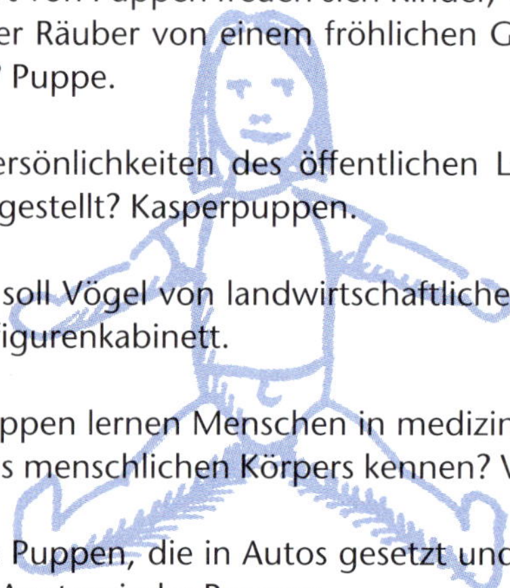

5. Wo werden Persönlichkeiten des öffentlichen Lebens naturgetreu als Puppen ausgestellt? Kasperpuppen.

6. Welche Puppe soll Vögel von landwirtschaftlichen Nutzflächen fern halten? Wachsfigurenkabinett.

7. An welchen Puppen lernen Menschen in medizinischen Berufen die Einzelheiten des menschlichen Körpers kennen? Vogelscheuche.

8. Wie heißen die Puppen, die in Autos gesetzt und für Crashtests benutzt werden? Anatomische Puppen.

9. Welche Puppen werden in vielen Ländern der Welt mit traditioneller landes- oder regionstypischer Kleidung verkauft? Dummy.

10. In welchen Einrichtungen können Interessenten eine Vielzahl verschiedener Puppen aus unterschiedlichen Gegenden und verschiedenen Materialien betrachten? Trachtenpuppen.

11. An welcher einfachen Holzpuppe lassen sich durch Faden ziehen Arme und Beine bewegen? Puppenmuseum.

12. Wie werden zierliche Frauen bezeichnet, die sich stets nach der neuesten Mode kleiden? Hampelmann.

13. Wie heißt die Miniaturwohnung, mit der Kinder gern spielen? Modepuppe.

14. Wer steht reglos in Bekleidungsgeschäften und trägt die neueste Mode? Puppenstube.

15. Woran können Kinder den Umgang mit kleinen Geschwistern oder werdende Eltern die richtige Pflege ihres Nachwuchses lernen? Schaufensterpuppe.

16. Wie wird das Antlitz einer sehr zierlichen und niedlichen jungen Frau oder eines Mädchens bezeichnet? Babypuppe.

17. Welche Kunsthandwerkerin wurde berühmt mit ihren Puppen aus Stoff? Puppengesicht.

18. Welche lange, dünne Puppe kommt aus den USA und hat auch in Deutschland seit vielen Jahren die Herzen der Kinder erobert? Käthe Kruse.

19. Wer repariert gebrochene Arme und Beine bei Puppen? Barbie.

20. Welches Puppentheater hat in Deutschland jahrzehntelang Kindersendungen im Fernsehen gestaltet? Puppendoktor.

21. Womit fahren Kinder ihre Puppen spazieren? Augsburger Puppenkiste.

22. Was haben Mütter und Großmütter früher oft für die Puppen ihrer Kinder genäht? Puppenwagen.

23. In welcher Miniatureinrichtung machen Kinder die ersten Erfahrungen in der Zubereitung von Mahlzeiten? Kleider.

24. Welche Puppen lassen sich durch geschicktes Ziehen an Fäden bewegen? Puppenküche.

25. Wer braucht bei der Herstellung von Bekleidung zum Anmessen besondere Puppen? Marionetten.

26. Aus welchem Material bestehen die Puppen bei Madame Tussaud? Schneider.

27. Welche darstellenden Künstler, die keine Worte benutzen, bewegen sich puppenhaft? Wachs.

28. Puppen aus welchem Material zerbrechen besonders leicht? Pantomimen.

29. Wo werden oft Puppen mit spezieller Bekleidung, Trachten o.Ä., verkauft? Porzellan.

30. Mit welcher Puppe lassen sich viele menschliche Bewegungen nachvollziehen? Souvenirläden.

31. Gliederpuppe.

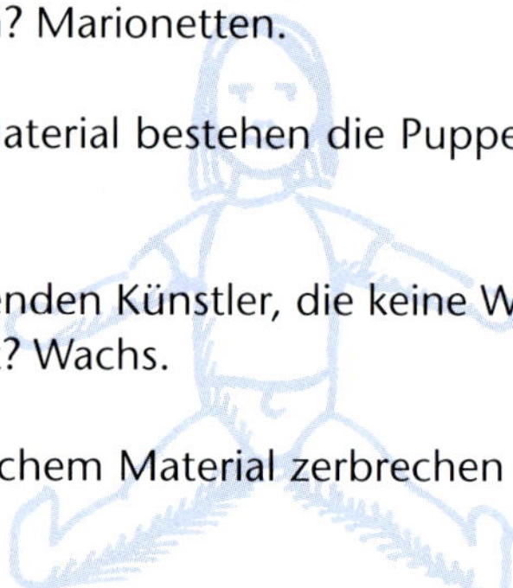

3.12 Steine

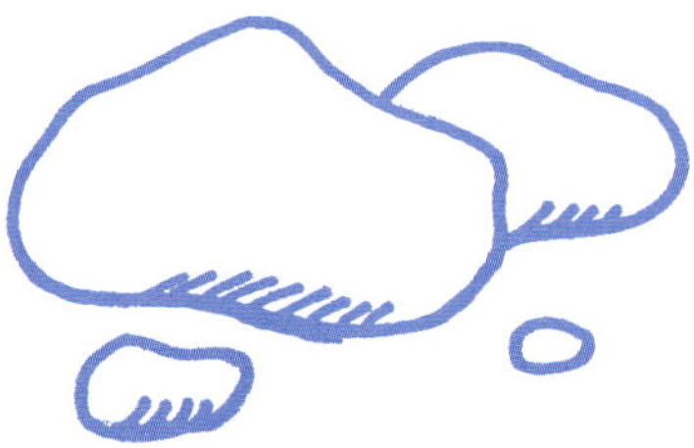

Lied

➢ „Das Wandern ist des Müllers Lust" (Verbindung: Strophe „Die Steine selbst, so schwer sie sind ...")

Übungen

➢ **Tast-Kim:** Fünf Tastsäckchen
- mit jeweils unterschiedlicher Anzahl an Kieselsteinen werden herumgereicht; alle TN[36] tasten jeden Beutel ab, um herauszufinden, was

überhaupt und wie viele jeweils enthalten sind und merken sich die entsprechende Zahl für den blauen, den roten, den ... Beutel.

- mit verschiedenen Arten von Steinen, in einem Beutel sind Kieselsteine, in weiteren jeweils Lego~, Domino~, Kirsch- und/oder andere Obststeine ...

  Am Ende wird verglichen und kontrolliert.

➢ **Fühlen und Beschreiben:** Alle TN nehmen sich je einen Stein, betasten ihn und suchen dazu beschreibende Adjektive wie kalt, kantig, glatt, hart ...

➢ **Fingerübung:** Jede TN zwei Steine.

- Arme in Vorhalte, in jeder Hand einen Stein, Hände im Wechsel schnell öffnen und schließen.
- Arme in Vorhalte, in jeder Hand einen Stein, im Wechsel rechts/links wird jeweils ein Stein in der Hand versteckt, Handrücken zeigt dabei nach oben; gleichzeitig liegt der andere Stein auf der nach oben zeigenden Fläche der anderen Hand bei gespreizten Fingern.

➢ **Begegnungen:** Je TN ein Stein, Gruppe geht singend („Das Wandern ist des Müllers Lust") oder zu einer Begleitmusik im Raum durcheinander. Begegnen sich TN,

- begrüßen sie sich durch kurzes Aneinanderklopfen der Steine.
- tauschen sie ihre Steine miteinander und wechseln nach jedem Tausch die Gangart – vorwärts, rückwärts, seitwärts links, seitwärts rechts, vorwärts ...
- (ohne Musik) klopfen nacheinander je einen kurzen Rhythmus gegen den Stein des anderen, anschließend sollen beide Rhythmen von der jeweils anderen Partnerin wiederholt werden – A, B, A, B.

➢ **Nousknacker 1:** Jede TN braucht sechs Steine. Es werden zwei Spiele benötigt. Alle Karten eines Spiels werden durcheinander offen im Raum auf dem Boden ausgelegt. Das andere Spiel wird verdeckt als Stapel an einem zentralen Ort abgelegt.

- Jeweils eine TN deckt eine Karte vom Stapel kurz auf, alle betrachten genau die Zeichen darauf und prägen sich diese ein. Nachdem die Karte umgedreht abgelegt wird, gehen alle TN durcheinander im Raum auf die Suche nach den entsprechenden Zeichen. Jede TN legt ihre Steine nacheinander auf den Karten ab, auf denen ein Buchstabe, eine Zahl oder ein Symbol auftaucht, das auch auf der eingeprägten Karte verzeichnet war. Dabei sollten möglichst immer freie – noch nicht mit Steinen belegte Karten – gefunden werden. Wer schafft es, alle sechs Steine richtig abzulegen? Nach nochmaligem Betrachten der Karte vom Stapel sammeln alle ihre Steine wieder ein und es beginnt die nächste Runde.

- Wie oben, aber es spielen immer zwei TN zusammen und verteilen gemeinsam sechs Steine, d.h., sie merken sich gemeinsam die Zeichen der Karte.
- Es wird nur ein Kartenspiel benötigt. Die Karten liegen am Boden verteilt im Raum. Die TN gehen oder laufen durcheinander. Dabei gilt es, mit den Füßen das Wort STEIN zu tippen, indem nacheinander zuerst eine Karte mit einem S, dann eine mit dem Buchstaben T, danach eine, die ein E enthält usw. angelaufen und kurz berührt werden. Wie oft schafft es jede, das Wort STEIN zu tippen zwischen dem Start- und dem Stoppsignal der GL?

Zusätzlich kann die Aufgabe gestellt werden, die Karte mit dem S mit dem linken, die T-Karte mit dem rechten und E wieder mit dem linken Fuß zu berühren. Wird barfuß geübt, können auch verschiedene Zehen eingesetzt werden.

➢ **Von jetzt bis gleich ...:**

- So viele Steine wie TN liegen im Raum verteilt auf dem Boden. Alle TN stehen bei einem Stein. Auf ein Zeichen der GL hin gehen oder laufen (je nach Entfernung der Steine voneinander) die TN in individueller Reihenfolge ca. 5-7 Steine an, tippen sie mit dem Fuß an und merken sich jeweils ihre eigene Reihenfolge. Die GL gibt bei jedem Durchgang zwischen fünf und maximal zehn Sekunden Zeit und sagt dann: „Stopp!". Sofort nach dem Stoppsignal gehen alle TN im Geist oder tatsächlich ihre in dieser Zeit angetippten Steine noch einmal durch, natürlich möglichst in der richtigen Reihenfolge.

- Auf einem (vergrößerten) Mühlespielbrett legt die GL für alle sichtbar zunächst vier, später fünf, dann 6-7 Mühlesteine in immer wieder wechselnden Konstellationen aus. Die TN schauen sich die Spielkonstellation kurz an – je Spielstein ca. eine Sekunde, bei sechs Spielsteinen also sechs Sekunden. Das Spielbrett wird abgedeckt und alle legen

sofort anschließend die gestellte Spielkonstellation auf dem eigenen Spielplan mit Kieselsteinen nach, so weit sie ihnen in Erinnerung ist. Danach wird mit dem Original verglichen.
- Alternativ zum Nachlegen der Spielkonstellation mit Kieselsteinen können die TN selbst die Spielsteine bilden und auf einem am Boden markierten Spielplan die entsprechenden Stellen besetzen.

➢ **Arbeitsblatt „Wortsuchspiel Steine":** Je TN ein Arbeitsblatt *(Kopiervorlage s. Anhang, S. 196)*, Folie und Folienstift.

➢ **Denk-Werkstatt®-Spiel:** Fragen und Antworten für GL am Themenende.

Gesprächsimpulse

➢ *Sprüche und Redewendungen:* ~[36] des Anstoßes; ~ auf ~; ~ und Bein schwören; jemandem ~ in den Weg legen; ~ aus dem Weg räumen; der ~ der Weisen; zum ~-Erweichen ...

➢ *Symbolische Bedeutung:* Ewigkeit, Härte ...

➢ *Arten:*
- Natur~ – Felsen, Höhlen, Kiesel, Findling, Sand~, Granit, Vulkange~, Marmor, Bims~ ...
- Bau~ – Back~, Klinker, Pflaster~ ...
- Schmuck-, Halbedel- und Edel~ – Diamant, Saphir, Opal, Rubin ...
- Obst~ – Kirsch~, Pfirsich~, Zwetschgen~ ...
- Spiel~ – Domino~, Mühle~, Lego~ ...
- Werkzeug – Wetz~, Schleif~, Mahl~ ...
- Gebäck – Arak~, Domino~ ...
- Körper~ – Nieren~, Gallen~, Zahn~

➢ *Produkte, Verwendung:*
- Mauern, Säulen, Häuser, Brücken, Türme, Befestigung von Straßen, Wegen, Grenzen (Grenz~, Bord~) ...
- Skulpturen, Mosaiken, Denkmäler, Grab~
- Hausrat (~gut), Waffen (~schleuder) ...
- heilende ~
- Spielen

➢ *Berufe:* Maurer, ~metz, Bildhauer, Pflasterer, Fliesenleger, Stukkateur, Gipser ...

➢ *Wörter:* ~adler, ~bock, ~marder, ~pilz, ~zeit~, ~kohle, ~ofenbrot, ~schlag, ~wurf, ~reich, ~hart, Meilen~, Stolper~, Mühl~, Mosaik~, Urge~ ...

- *Dies und das:* Versteinerungen, Ammoniten, Höhlenzeichnungen, Blaue Grotte, Trümmerfrauen (Steine klopfen), heißer ~, ~ am Rhein, Hinkel~, Moränen, ~bruch ...

Material

- Kieselsteine, je Person mindestens sieben Stück.
- Fünf Tastsäckchen in unterschiedlichen Farben oder mit Nummern gekennzeichnet.
- Mühlespielbrett, bei großen Gruppen stattdessen entsprechend aufgezeichnetes großes Plakat oder Folie auf dem Overheadprojektor; je TN ein DIN A 4-Blatt mit selbst oder vorher von GL aufgezeichnetem Mühlespielplan.
- Arbeitsblätter „Wortsuchspiel Steine", Kopiervorlage im Anhang, S. 196.
- Kartenspiel *Nousknacker 1*, zwei Spiele.
- Anschauungsmaterial, z.B.: Dominostein, Steinkrug, Schmuckstein, Steinpilz, Kieselstein, Pflasterstein, Zahnpasta (=> Zahnstein), Obststein ...

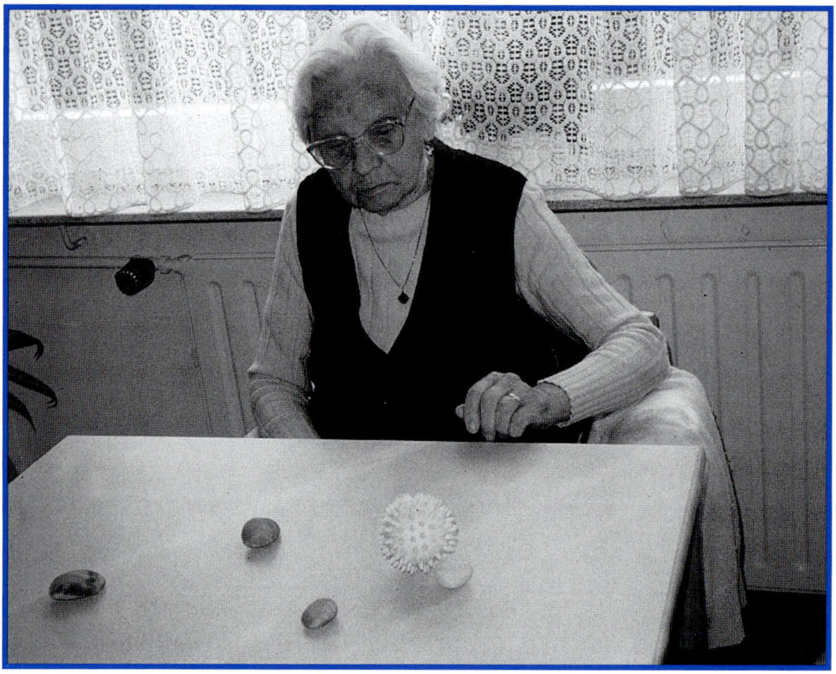

Denk-Werkstatt®-Spiel: STEINE

1. Für welche Frucht steht die Bühler „Blaue Königin"? Denk-Werkstatt®.

2. Welcher Stein bildet sich im Mund? Zwetschge.

3. Was liegt im Boden und trennt zwei Grundstücke? Zahnstein.

4. Als was werden über 100-jährige Menschen bezeichnet? Grenzstein.

5. In welchem Gefäß bleiben Wein oder Bier kühl? Steinalt.

6. Was ziert einen Ring? Steinkrug.

7. Welche Steine können Koliken hervorrufen? Schmuckstein.

8. Was erklimmen Steilwandkletterer? Nieren- oder Gallensteine.

9. Welche Handwerker setzen Stein auf Stein? Felsen.

10. Womit lässt sich eine Flamme erzeugen? Maurer.

11. Wie heißt die Abgrenzung zu Straße oder Bürgersteig? Feuerstein.

12. Was wird in Zechen gefördert? Bordstein.

13. Womit werden Messer gewetzt? Steinkohle.

14. Vor was warnen Verkehrsschilder oft im Gebirge? Schleifstein.

15. Wie heißt ein hart gebrannter Mauerstein? Steinschlag.

16. Wie heißen die kleinen Steine im Fluss? Klinker.

17. Wann bauten sich die Menschen einfache Werkzeuge aus Mineralien? Kiesel.

18. Was wird benötigt, um Dübellöcher in Mauern zu erzeugen? Steinzeit.

19. Was wird durch ein Mühlrad angetrieben? Steinbohrer.

20. Als was werden zu lang gekochte Eier bezeichnet? Mahlstein.

21. Was steht zum Gedenken an Verstorbene auf dem Friedhof? Steinhart.

22. An welchem Fluss liegt Stein am Rhein? Grabstein.

23. Wie heißt das Material, aus dem Geschirr hergestellt wird? Rhein.

24. Als was wird ein sehr vermögender Mensch bezeichnet? Steingut.

25. Von was werden viele bunte Teile benötigt, um zusammen ein Bild zu ergeben? Steinreich.

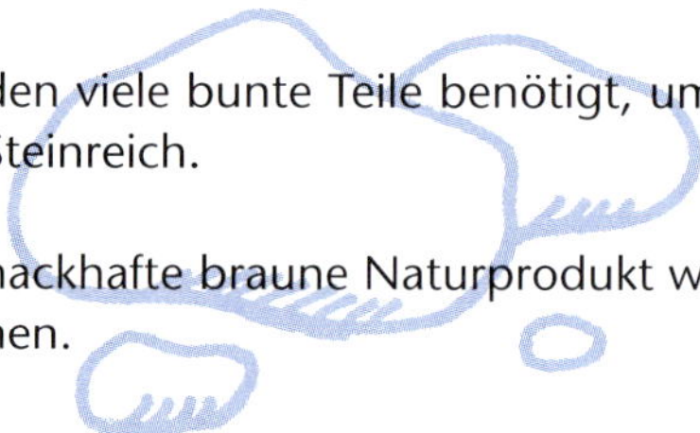

26. Welches schmackhafte braune Naturprodukt wächst am Waldrand? Mosaiksteinchen.

27. Wie heißt die flüssige Masse beim Vulkanausbruch? Steinpilz.

28. Welche Steine werden in „Rotkäppchen“ dem Wolf in den Magen gelegt? Lava.

29. Wie heißt der schmackhafte platte Speisefisch? Wackersteine.

30. Was ist der Belag von Straßen und Bürgersteigen in alten Städten? Steinbutt.

31. Mit was sind die wärmenden Säckchen gefüllt, denen heilende und lindernde Wirkung nachgesagt wird? Pflastersteine.

32. Von welchem Gestein sang Drafi Deutscher, dass „es bricht, nur unsere Liebe nicht“? Kirschsteine.

33. Worin wird eine Pizza gebacken? Marmor.

34. Als was werden neuere graue Stadtviertel mit viel Beton oft bezeichnet? Steinofen.

35. Wie heißen die Steine, die bei einem alten Legespiel bei gleicher Punktzahl aneinander gelegt werden? Steinwüste.

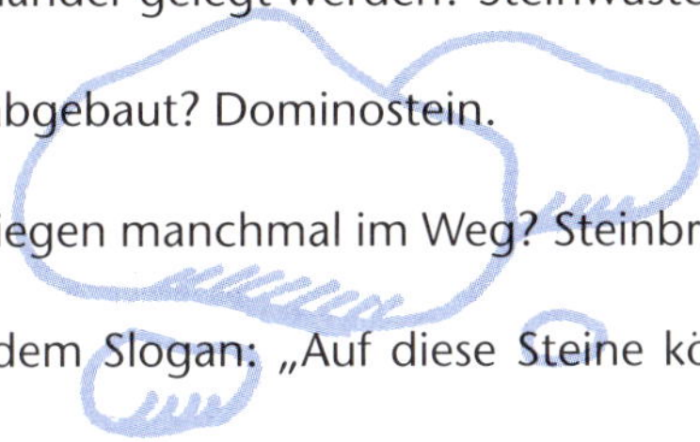

36. Wo wird Stein abgebaut? Dominostein.

37. Welche Steine liegen manchmal im Weg? Steinbruch.

38. Wer warb mit dem Slogan: „Auf diese Steine können Sie bauen"? Stolpersteine.

39. Mit welchen Steinen bauen Kinder ihre ersten Häuser? Schwäbisch Hall.

40. Lego.

3.13 Strassenverkehr

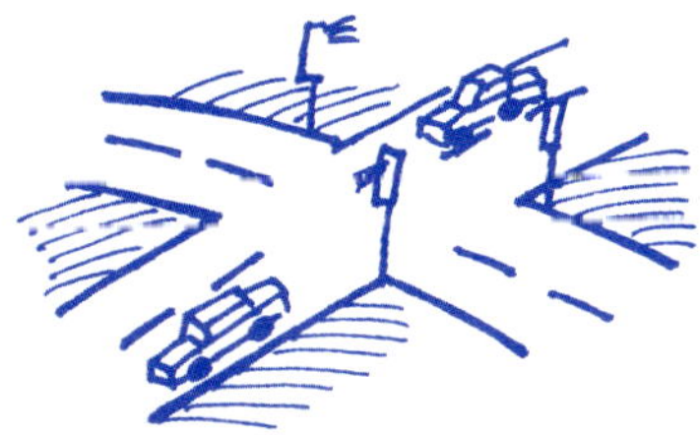

Übungen

➢ **Stadtführung:**

- Die GL führt die Gruppe hintereinander durch eine imaginäre Stadt. Dabei nennt sie immer die Namen der Straßen, die durchlaufen werden. Wichtige Regel in dieser Stadt ist, dass alle Passantinnen in einer Straße sich immer deren Namen entsprechend bewegen müssen. Ruft die GL z.B. „Schüttelstraße", gehen alle sich schüttelnd hintereinander her. Kommen sie in die „Winkstraße", wird gewinkt, und in der „Nickstraße" genickt. Der Straßenname kann auch die Gangart angeben, z.B. „Seitwärtsstraße" oder „Rückwärtsstraße" usw.
- Wie oben, aber die GL sagt die Straßennamen nicht an, sondern es handelt sich um einen Schweigemarsch, und es werden nur jeweils entsprechende Straßenschilder hochgehalten und die Gruppe muss auf den visuellen Reiz reagieren.
- Wie oben, aber die Stadtführung erfolgt in kleinen Gruppen zu je 4-6

TN, die in einer Reihe hintereinander gehen. Wer die Reihe anführt, gibt die Straßennamen bekannt. Nach zwei oder drei Straßen wird die Führung gewechselt, indem sich die führende Person wieder hinten anschließt. Natürlich muss bei dieser Version der fließende Verkehr in Form der anderen Gruppen berücksichtigt werden.

➢ **Wegbeschreibung:** Benötigt werden Bierdeckel, Anzahl abhängig von Raum- und Gruppengröße.
- Die Deckel werden auf dem Boden verteilt. Die TN stellen sich vor, jeder Deckel sei ein Haus in einem Haufendorf. In der Anordnung der Häuser sind Straßenzüge oder Siedlungen vage zu erkennen, d.h., sie werden ungleichmäßig positioniert; gelegentlich sind auch mehrere Deckel zu großen Häusern zusammengelegt. Die TN gehen jede einen unterschiedlichen, beliebigen Weg durch das Dorf und versuchen, sich die Route möglichst genau einzuprägen. Nach einer kurzen Ablenkung wandeln alle auf ihren eigenen Spuren und gehen den gleichen Weg noch einmal. Dabei sollte wirklich langsam gegangen werden, damit jede sich die Einzelheiten genau einprägen kann. Je verschlungener der Weg, desto schwieriger ist natürlich der zweite Durchgang.
- Wie oben, aber die Deckel sind beschriftet mit dicken Zahlen als Hausnummern. Die TN versuchen, sich bei ihrer Tour durch das Dorf, an Hand der Hausnummern die Stellen zu merken, an denen sie Richtungswechsel vollziehen. Im zweiten Durchgang sollten diese wieder möglichst an denselben Stellen erfolgen. Bei dieser Version sollten bewusst möglichst viele Richtungswechsel vollzogen werden.
- Wie oben, aber die Touren werden zu Paaren gegangen. A geht langsam voraus, B hinterher. B hat Papier und Stift dabei und macht Aufzeichnungen über den genauen Wegverlauf. Beim zweiten Durchgang kann B die Übereinstimmung genau kontrollieren bzw. Abweichungen zählen. Anschließend wird gewechselt.
- Alternativ zu den Bierdeckeln kann ein Parcours mit vorhandenem Mobiliar oder mit Turngeräten aufgebaut werden, in dem es sich Raumwege zu merken gilt.
- Bei weniger Platz oder nicht mobilen Gruppen kann am Tisch gespielt werden. Anstelle der Bierdeckel werden kleinere Gegenstände, z.B. Streichholzschachteln, als Häuser ausgelegt. Der Weg wird nicht zu Fuß, sondern rollend mit einem Ball zurückgelegt. Bei dieser Version können jedoch nicht alle gleichzeitig spielen.

- **Verkehrsregelung:** Benötigt werden drei Farbscheiben in roter, gelber und grüner Farbe sowie eine Hupe und eine Fahrradklingel.
  Die Gruppe marschiert – ein Wanderlied singend – durcheinander im Raum umher. Dabei beobachten alle gleichzeitig genau die Lichtzeichenanlage in Gestalt der GL. Diese zeigt immer die jeweils gültige Verkehrsregel an. Was die Zeichen im Einzelnen bedeuten, wird vorher vereinbart. Die Regeln werden nach und nach eingeführt und langsam erweitert. Z.B. kann die Bedeutung so festgelegt werden: Grün = durcheinander gehen, Gelb = zu Paaren hintereinander gehen, Rot = stehen bleiben, Grün + Hupe = einen Kreis gehen, Grün + Klingel = auf der Stelle gehen usw.

- **Nousknacker 1:**
  Die TN teilen sich jeweils zu zweit ein Kartenspiel. Je TN wird ein halbes Spiel benötigt.
  - Jeder sortiert zügig den eigenen Kartenstapel. Dabei sind alle Karten herauszufinden, die mindestens eines der folgenden Zeichen enthalten: *(Symbole, s. Abb.)*

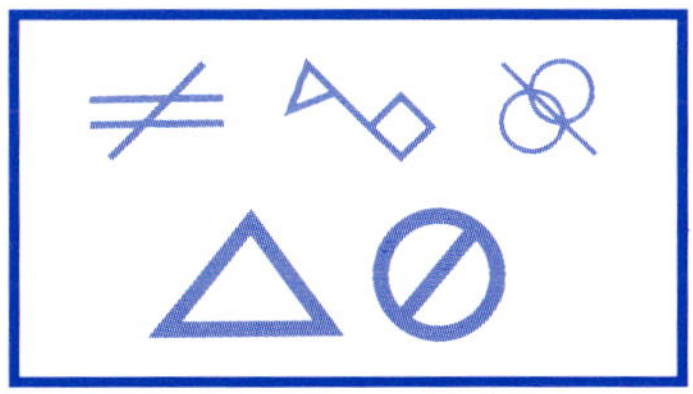

    Wer seinen Stapel fertig sortiert hat, macht einen zweiten Durchgang, dieses Mal langsamer, um festzustellen, ob bzw. wie viele Karten im ersten Durchgang übersehen wurden.
  - In Gruppen zu jeweils 3-4 TN wird nacheinander jeweils eine Karte aufgedeckt. Gemeinsam soll jedem auf der Karte dargestellten Zeichen eine Bedeutung im Zusammenhang mit dem Thema *Straßenverkehr* gegeben werden. So kann z.B. der Buchstabe „H" für Haltestelle stehen, ein „A" für Auto, eine „3" für Ampel, und auch für die Symbole kann mit etwas Fantasie eine Bedeutung gefunden werden.

- **Von jetzt bis gleich ...:** Raumwege. Benötigt werden Karten, auf denen jeweils Linien bzw. Kurven mit 4-7 Richtungswechseln aufgezeichnet sind *(siehe Kopiervorlage, ab S. 200/201)*.
  - Die GL zeigt jeweils wenige Sekunden lang eine große Karte. Sobald sie die Karte zurückzieht, beginnen die TN jeweils einzeln, das Gesehene aus der Erinnerung in Raumwege umzusetzen.
  - Wie oben, aber es wird mit unterschiedlichen kleinen Einzelkarten geübt, die verdeckt im Raum ausliegen. Jede TN sucht sich eine Karte, schaut diese kurz an, legt sie verdeckt wieder ab und geht dann einen entsprechenden Linienverlauf.

Verkehrszeichen merken. Benötigt wird ein Satz Karten, auf denen jeweils ein Verkehrszeichen abgebildet ist *(s. S. 197f.)*, außerdem Papier und Stifte für alle TN.

- Die GL zeigt kurz eine Folge von Karten mit je einem Verkehrszeichen, beginnend mit drei, bei späteren Durchgängen bis zu sieben. Die TN skizzieren sofort anschließend die Verkehrsschilder, so weit ihnen diese noch in Erinnerung sind.
- Es kann auch nur mit den Konturen begonnen werden, d.h., die Zeichen im Innern des Schildes werden außer Acht gelassen. Dann sollten aber unterschiedliche Formen von Verkehrsschildern als eine Kombination gezeigt werden.

➢ **Denk-Werkstatt®-Spiel:** Fragen und Antworten für GL am Themenende.

Gesprächsimpulse

➢ *Sprüche und Redewendungen:* Mit der Kirche ums Dorf fahren; die Kirche im Dorf lassen ...

➢ *Symbol für:* Betriebsamkeit, Lärm, Bewegung ...

➢ *Arten:* Ruhender und fließender S~[37]

➢ *Bestandteile, Verkehrsteilnehmer:* Menschen – Fußgänger, Zweiradfahrer, Autofahrer ... ; Fahrzeuge – Fahrrad, Auto, Lastwagen, Bus, Taxi, Straßenbahn, Tram, U-Bahn, S-Bahn, Motorräder, Mopeds, Mofas ...; Verkehrszeichen – Ampeln, Zebrastreifen, Schilder ...

➢ *Berufe:* Kraftfahrer, Straßenkehrer, Straßenbauer ...

➢ *Wörter:* ~ordnung, ~recht, ~meldungen, ~nachrichten ...

➢ *Dies und das:* Linksverkehr, Stau, Verkehrsinfarkt, Tankstelle, Baustelle, Umleitung, Sperrung, Unfall, Bremsweg, Straßenbeleuchtung, Leitplanken, Straßen, Wege, Brücken, Tunnel, Autobahn, Landstraße, Allee, Wendehammer, Sackgasse, Radwege, Bürgersteig, Fußgängerzone, Spielstraße, Kreuzung, Einbahnstraße, Bahnübergang, Kreisverkehr, Parkhaus, Parkplatz, Parkuhr, Park-and-Ride-System, Parkleitsystem, Politesse, Rushhour, Abgase, Hektik ...

Material

➢ Schilder mit Straßennamen, z.B. „Schüttelstraße", „Nickstraße", „Schreitstraße" usw.

➢ Bierdeckel, Anzahl abhängig von Raum- und Gruppengröße, ca. 100 Stück, dicke Filzstifte zum Beschriften.

- Drei Farbscheiben in Rot, Gelb und Grün (z.B. Frisbeescheiben oder bunte Pappscheiben), eine Hupe, eine Fahrradklingel.
- Verkehrszeichenkarten, selbst herzustellen, *(Kopiervorlage siehe Anhang, S. 197f).*
- Papier und Stifte für alle TN.
- Karten mit aufgezeichneten Raumwegen, wahlweise große für die gesamte Gruppe oder kleine für die einzelnen TN, *(Kopier- bzw. Zeichenvorlage im Anhang, S. 200/201).*
- Kartenspiel *Nousknacker 1*, ein Spiel für je zwei TN.
- Anschauungsmaterial: Spielzeugautos, Fahrradklingel, Stadtplan oder Straßenkarte ...

Denk-Werkstatt®-Spiel: STRASSENVERKEHR

1. Wie heißt der Teil der Straße, der den Fußgängern vorbehalten ist? Denk-Werkstatt®.

2. In welchem Gebäude können Autofahrer ihr Fahrzeug abstellen? Bürgersteig.

3. Wie wird eine Anlage mit wechselndem Licht in Rot, Gelb und Grün im Alltag genannt? Parkhaus.

4. Was ersetzt häufig eine Ampel und lässt dafür die Fahrzeuge eine Runde drehen? Ampel.

5. Welche Verkehrsteilnehmer sind ohne Fahrzeug unterwegs? Kreisverkehr.

6. Wie heißen die schwarz-weiß gestreiften Fußgängerüberwege? Fußgänger.

7. Wie wird eine Straße genannt, die nur in eine Richtung befahren werden darf? Zebrastreifen.

8. Wo fahren Fahrräder am sichersten? Einbahnstraße.

9. Bei welchem Schild muss ein Fahrzeug immer und unbedingt anhalten? Radweg.

10. Auf welchen Straßen gibt es viele Staus? Stopp.

11. Was hilft, um sich auch in unbekannter Gegend zu orientieren? Autobahnen.

12. Welche Seite hat in Deutschland Vorfahrt, wenn keine besondere Regelung besteht? Straßenkarte, Atlas.

13. Was gibt es, wenn eine Straße gesperrt ist, damit Verkehrsteilnehmer trotzdem ans Ziel kommen? Rechts.

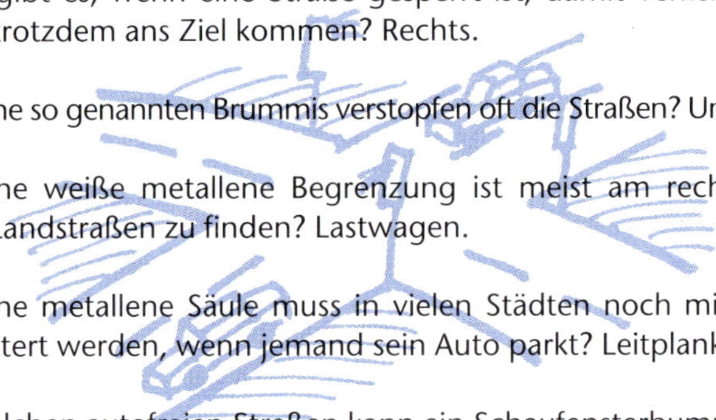

14. Welche so genannten Brummis verstopfen oft die Straßen? Umleitung.

15. Welche weiße metallene Begrenzung ist meist am rechten Rand von Landstraßen zu finden? Lastwagen.

16. Welche metallene Säule muss in vielen Städten noch mit Münzen gefüttert werden, wenn jemand sein Auto parkt? Leitplanke.

17. In welchen autofreien Straßen kann ein Schaufensterbummel unternommen werden? Parkuhr.

18. Wer verteilt die Strafzettel an Falschparker? Fußgängerzone.

19. Welches akustische Warnsignal kann ein Autofahrer betätigen? Politesse, Polizei.

20. Mit was werden bei Dunkelheit in Städten und Gemeinden die Straßen erhellt? Hupe.

21. Welche akustische Belästigung verursachen Kraftfahrzeuge? Straßenbeleuchtung.

22. Womit belasten Autos die Luft? Lärm.

23. Zu welcher Tageszeit ist immer besonders viel los auf den Straßen? Abgase.

24. Welche Zweiräder stoßen Abgase aus? Rushhour, Berufsverkehr.

25. An welcher Station versorgen sich Kraftfahrzeuge mit Kraftstoff? Mofa, Moped, Motorrad.

26. Welches Schienenfahrzeug bewegt sich unterirdisch? Tankstelle.

27. Welche großen Kraftfahrzeuge transportieren nach Fahrplan viele Menschen auf einmal? U-Bahn.

28. Welches Auto mit Chauffeur erwartet Menschen an Bahnhöfen oder kommt auf Bestellung, um Fahrgäste von A nach B zu bringen? Busse.

29. In welcher Straße müssen Autos wenden, wenn sie wieder herausfahren wollen? Taxi.

30. Wo müssen alle Verkehrsteilnehmer kurze Zeit vor einer geschlossenen Schranke stehen bleiben? Sackgasse.

31. Bahnübergang.

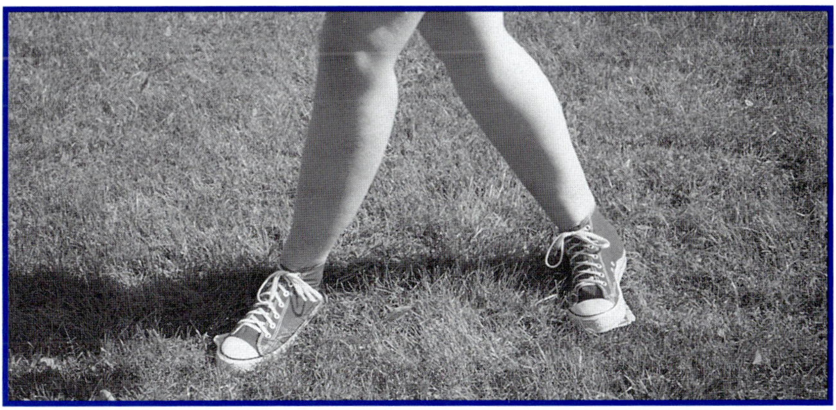

3.14 Wandern

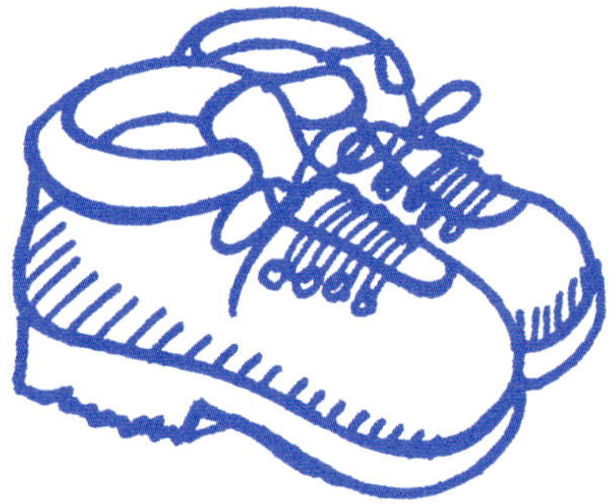

Lieder

- „Das Wandern ist des Müllers Lust"
- „Mein Vater war ein Wandersmann"
- „Auf, du junger Wandersmann"
- …

Übungen

- **Roter Spaziergang:** Die Gruppe unternimmt einen Spaziergang durch die freie Natur, durch das Haus, die Turnhalle oder einen beliebigen Raum. Alle TN sind dabei auf der Suche nach roten Dingen – einem Feuerwehrauto, einem roten Treppengeländer, einem Plakat, Menschen mit roter Kleidung usw. Sie versuchen, diese Gegenstände nicht nur bewusst wahrzunehmen, sondern sich diese zusätzlich zu merken. Am Ende des Spaziergangs schreibt nach einer kurzen Ablenkung, z.B. durch ein gemeinsames Wanderlied, jede TN einzeln auf, was ihr noch in Erinnerung ist.
  - Wie oben, aber die Liste der gefundenen roten Gegenstände wird in der Reihenfolge erstellt, in der sie der jeweiligen Person begegnet sind.
  - Wie oben, aber der Spaziergang wird an anderen Farben ausgerichtet – der gelbe, der blaue, der grüne Spaziergang.
  - Wie oben, aber der Spaziergang findet nur mit den Augen von einem festen Standort aus statt.
  - Wie oben, aber der Spaziergang findet nur in Gedanken als Fantasiereise statt, die die GL für alle mit Worten beschreibt. Die TN müssen aufpassen, welche Gegenstände dabei gewöhnlich die gesuchte Farbe haben.

- **Über Stock und Stein:** Benötigt werden Geräte bzw. Gegenstände, um einen Hindernisparcours aufzubauen.
  - Es wird in der Turnhalle ein Parcours aus Großgeräten wie großen und kleinen Kästen, Barren usw. und/oder Kleingeräten und Materialien wie Tauen, Schaumstoffteilen, Balancierkugeln usw. aufgebaut. Zunächst wird in einem gemeinsamen Durchgang besprochen, auf welche Weise die einzelnen Hindernisse zu überwinden sind. Danach gehen die TN einzeln oder zu Paaren – je nach Gruppe bzw. Parcours – *über Stock und Stein.*

- Wie oben, aber der Parcours wird im Freien aus Naturmaterialien wie Baumstämmen, Steinen usw. aufgebaut bzw. abgegrenzt.
- Wie oben, aber der Parcours wird mit Alltagsmaterialien in einem beliebigen Raum eingerichtet aus Kisten, Stühlen, Bänken, Seilen, mehrfach gelegten Wolldecken, Kissen usw.. Diese Version eignet sich für vor allem für weniger mobile Gruppen und sollte dann zu Paaren oder in Dreiergruppen überwunden werden.
- Wie oben, aber der Parcours ist mit geschlossenen Augen zu überwinden (nur mit Hilfestellung zu Paaren oder in Dreiergruppen!).

➢ **Gehen in Variationen:** Die GL nennt jeweils eine Fortbewegungsart zu Fuß – schleichen, schlendern, schreiten usw. oder einen Untergrund, über den in Gedanken gegangen werden soll – Sand, ein Bach, spitze Steine usw. Die TN befolgen die Anweisungen und bewegen sich entsprechend durcheinander im Raum.

➢ **Stationstraining:** Wie ein Fitnessparcours auf einem Wanderweg, werden zehn Stationen aufgebaut, die die TN jeweils zu Paaren absolvieren. Dabei ist es sinnvoll, nicht im Sinn eines Circuittrainings mit regelmäßigem Wechsel nach festgelegten Zeiten zu arbeiten, sondern jedem Paar die Zeit zu lassen, die es benötigt. Gewechselt wird immer zu gerade freien Stationen. Die hier beschriebenen Stationen sind nur Beispiele. Die einzelnen Aufgaben können auch völlig anders zusammengestellt werden. Beim Absolvieren der Stationen hat jede TN Papier und Stift dabei.
Station 1 – Hier erholen sich die Füße. Unter einem großen Tuch sind viele kleine Alltagsgegenstände ausgebreitet, die nur mit den Füßen ertastet werden sollen. Erst wenn beide Partnerinnen getastet und die vermuteten Gegenstände aufgeschrieben haben, darf gemeinsam aufgedeckt und kontrolliert werden.
Station 2 – Auf einer Wanderung gibt es viel zu sehen. Benötigt werden zwölf Kartenpaare eines Memoryspiels. Ein Satz von zwölf unterschiedlichen Bildern liegt an der Station, die zwölf Pendants sind einzeln an unterschiedlichen Stellen im Raum ausgelegt. Die Partnerinnen prägen sich die Bilder ein und gehen dann gleichzeitig, aber getrennt, auf die Suche nach den Gegenstücken im Raum. Sie lassen die Bildkarten an ihren Plätzen im Raum liegen, versuchen aber, sich deren genaue Position zu merken. Zurück an der Station, dürfen die Bilder betrachtet

werden. Dabei schreibt jede möglichst schnell auf, an welcher Stelle im Raum sie welches Bild in Erinnerung hat.

Station 3 – Beim Wandern wird viel erzählt, aber auf manchen Wegstücken reicht die Puste nicht zum Sprechen. An dieser Station liegen zwölf Karten, auf denen jeweils eine Redewendung steht. A liest die Redewendung und versucht, sie pantomimisch so darzustellen, dass B rät, um was es sich handelt. A und B stellen jede 6 x dar bzw. raten 6 x.

Station 4 – Ohne richtiges Schuhwerk geht beim Wandern nichts. Hier steht ein Paar Wanderstiefel zum Schnüren. Die Schnürbänder sind nicht eingezogen, sondern liegen daneben. A und B nehmen sich jede einen Stiefel und ein Schnürband und ziehen so schnell wie möglich das Schnürband ein und binden am Ende eine Schleife. Sie dürfen aber kein Loch bzw. keinen Haken auslassen. Wer ist schneller fertig? Anschließend werden die Bänder für das nächste Paar wieder herausgezogen.

Alternative: Wie oben, aber es geht nicht im Tempo um die Wette, sondern um gutes Zusammenspiel. Beide TN dürfen jeweils nur eine Hand benutzen und ziehen gemeinsam das Schnürband ein.

Station 5 – Manchmal gilt es beim Wandern, in der Fortbewegung, sich auf einer Wegbeschreibung zu orientieren oder sich Notizen zu machen. Hier wird ein prellender Ball benötigt. Im ersten Durchgang prellt A möglichst lange ohne Unterbrechung den Ball, zunächst mit der rechten, dann mit der linken Hand, dann im Wechsel rechts und links. Gleichzeitig schreibt B groß das ABC durcheinander in Druckbuchstaben verteilt auf ein Blatt. Im zweiten Durchgang wird gewechselt – B prellt und A schreibt. Im dritten Durchgang schließlich prellt A mit einer Hand den Ball und streicht gleichzeitig auf dem Papier nacheinander die Buchstaben des Alphabets in aufsteigender Reihenfolge durch – zuerst das A, dann das B, das C usw. bis zum Z. B hält dabei das Papier fest (kann alternativ mit Klebestreifen befestigt werden) und zählt die Unterbrechungen bzw. die Anzahl der Neuanfänge. Danach wird wieder gewechselt.

Station 6 – Nicht alle Wege sind breit und gut begehbar. Sollen die eigenen Utensilien sicher am Ziel ankommen, ist so mancher Balanceakt nötig. Zum Balancieren liegt ein dickes Tau, eine zusammengerollte Wolldecke o.Ä. am Boden. Außerdem werden ein großer Kunststoffbecher (von Joghurt, Buttermilch o.Ä.) und ein Tennisball benötigt. Abwechselnd balancieren die TN über das Tau. Dabei werfen sie mit einer Hand aus dem Becher den Ball hoch und fangen ihn im Becher wieder auf. Mit dem anderen Arm wird neben dem Körper gependelt.

Station 7 – In der Natur gibt es viele Laute wahrzunehmen, die aus unterschiedlichen Richtungen kommen können. Hier wird ein kleines Kissen benötigt. A steht mit geschlossenen Augen auf einem fixen Punkt und darf sich von dort nicht wegbewegen. B steht in einiger Entfernung und gibt A verbal oder durch beliebige Laute Hinweise auf den eigenen Standort und wirft A das Kissen zu. A soll das Kissen fangen. Wie viele von zehn Versuchen sind erfolgreich?
Station 8 – Manchmal geht ein dringend benötigtes Utensil unterwegs kaputt und muss repariert werden. Es werden zehn einfache Kugelschreiber benötigt, die zerlegt an der Station liegen. A und B versuchen in einem ersten Durchgang gleichzeitig, jede fünf Kugelschreiber möglichst schnell zusammenzuschrauben. Danach werden sie wieder zerlegt, damit dann in einem zweiten Durchgang dieselbe Aufgabe mit geschlossenen Augen erledigt werden kann.
Station 9 – Es gibt viel Sehenswertes unterwegs. Manches kann nur von einem Turm aus erkannt werden. An dieser Station liegt eine Kiste mit Bauklötzen in verschiedenen Farben und ein Farbwürfel. A und B sollen beide gleichzeitig einen möglichst hohen Turm bauen. Wie sich dieser zusammensetzt, entscheidet der Würfel. Abwechselnd wird gewürfelt und die gewürfelte Farbe entscheidet darüber, in welcher Reihenfolge die Bauklötze aufeinander gesetzt werden sollen. Wer kann die meisten Steine aufeinander setzen, ohne dass der Turm umfällt?
Station 10 – Das Wandern wird abwechslungsreicher, wenn ab und zu die Gangart gewechselt wird. A und B üben zunächst einzeln, im Passgang zu gehen, d.h., beim Gehen wird – entgegen der natürlichen Bewegung – mit dem rechten Bein immer auch der rechte Arm vorwärts bewegt, mit dem linken Bein der linke Arm. Im zweiten Durchgang geht A im Raum umher, während B Kommandos gibt. Bei dieser Runde gilt es, auf Kommando zwischen Passgang und normalem Gehen zu wechseln. Nach mehreren Gangwechseln tauschen A und B die Rollen. Im dritten Durchgang schließlich gehen A und B gemeinsam im Drei-Bein-Gang. Dabei gehen beide nebeneinander und stellen sich vor, sie seien an den beiden Beinen in ihrer Mitte zusammengekettet. Sobald der normale Drei-Bein-Gang gut funktioniert, wechseln beide gemeinsam im Drei-Bein-Gang zum Passgang und zurück.

- **Nousknacker 1**: Benötigt wird ein Kartenspiel, bei großen Gruppen gegebenenfalls zwei.
  - Die Karten werden gemischt und jede TN zieht eine Karte (bei kleinen Gruppen zwei Karten), die sie für alle sichtbar vor sich herträgt. Die TN wandern durcheinander im Raum. Bei jeder Begegnung mit anderen TN prüfen sie, ob eines der Zeichen auf ihrer Karte bzw. ihren Karten auch bei der Partnerin auftaucht, d.h., ob es eine Übereinstimmung gibt. Ist dies der Fall, werden die entsprechenden beiden Karten getauscht. Anschließend geht die Wanderung sofort weiter. Werden nach einiger Zeit keine Übereinstimmungen gefunden, kann jede TN bei Bedarf die eigene Karte gegen eine neue von dem für alle in erreichbarer Nähe liegenden Stapel austauschen. Alle TN zählen dabei die Tauschvorgänge. Wie viele Karten wandern in drei, vier oder fünf Minuten durch meine Hände?
  - Es wird zu Paaren gespielt. Die sechs Nursymbolkarten werden aussortiert, kommen nicht zum Einsatz. Jedes Paar erhält 6-10 Karten. A deckt – für B nicht zu sehen – eine Karte auf und zeichnet mit den Füßen ein Zeichen der Karte auf den Boden. B soll das imaginäre Zeichen erkennen und beschreiben oder benennen. Sind alle Zeichen der Karte erkannt, wird gewechselt.
  - Wie oben, aber A zeichnet alle Zeichen direkt nacheinander. B soll die Zeichen erkennen und sich möglichst viele merken. Es wird erst verglichen bzw. kontrolliert, wenn alle Zeichen der Karte dargestellt sind. Die Version setzt voraus, dass die TN mit den *Nousknacker-Karten* bereits vertraut sind und die vorhandenen Zeichen genau kennen.

- **Von jetzt bis gleich ...**: Gegenstände aus der Natur wie Kastanien, Blätter, Moos, Grashalme, Steine usw., je TN ein gleicher Satz.
  Die GL oder eine TN legt eine beliebige Folge von anfangs fünf, bei späteren Durchgängen bis zu sieben, verschiedenen Gegenständen für alle sichtbar aus. Alle TN betrachten diese wenige Sekunden, bevor sie abgedeckt werden. Sofort anschließend versuchen alle, möglichst die gleiche Folge mit den eigenen Materialien nachzulegen.
  Diese Übung kann auch zu Paaren durchgeführt werden.

  Schrittfolgen.
  Es werden Kommandos für bestimmte Raumwege vereinbart, z.B.
  - vor = ein Schritt nach vorn
  - rück = ein Schritt rückwärts
  - links = ein Schritt nach links

- rechts = ein Schritt nach rechts
- schräg links = ein Schritt diagonal links
- schräg rechts = ein Schritt diagonal rechts.

Die GL oder eine TN sagt eine Folge von Schritten an, z.B. vor – links – schräg links – rechts – rück. Unmittelbar nach der Ansage gehen die TN die Schrittfolge.

Arbeitsblatt „Wegbeschreibung": Je TN 1 ein Arbeitsblatt *(Kopiervorlage s. Anhang, S. 202)*, Folie und Folienstift.

➢ **Denk-Werkstatt®-Spiel:** Fragen und Antworten für GL am Themenende.

Gesprächsimpulse

➢ *Sprüche und Redewendungen:* Ins Gefängnis w~[38]; auf Schuster's Rappen ...
➢ *Symbol für:* Bewegung, Dynamik, Ausdauer ...
➢ *Arten:* Spazieren gehen, Berg~, Rad~, Rund~ung, Stern~, Mehrtages~ung, ~rudern ...
➢ *Ausrüstung:* ~schuhe, ~stock, ~hut, Regenzeug, Knickerbocker, Rucksack, Verpflegung, Kompass, Schrittzähler, Kilometerzähler, Karte, Messtischblatt ...
➢ *Wörter:* ~falke, ~pokal, ~ungssalden (Demografie), ~zirkus, ~prediger, ~niere, ~hüpfen (Turnübung), ~schaft, ~lied, ~verein, ~führer, ~strecke, ~route ...
➢ *Dies und das:* Pilgern, Karawane, Zunft, Zimmerleute, Natur, Ausdauertraining, Aussichtspunkte, Sehenswürdigkeiten, Goldener Schuh, Stocknadeln, Volkswandertag, Picknick, Rast, Blasen ...

Material

➢ Material für Stationstraining (Tastgegenstände mit großem Tuch oder Tastsack, zwölf Paare Memorykärtchen, zwölf Karten mit Redewendungen, ein Paar Wanderstiefel mit Schnürbändern, Papier und Stifte für alle TN, ein prellender Ball, ein dickes Tau, ein großer Becher, ein Tennisball, ein kleines Kissen, zehn Kugelschreiber, eine Kiste farbige Bauklötze, ein Farbwürfel).
➢ Geräte und Materialien für den Hindernisparcours *Über Stock und Stein.*
➢ Kartenspiel *Nousknacker 1*, ein Spiel.
➢ Je TN Kopien der beiden Arbeitsblätter **„Wegbeschreibung"**, *(Kopiervorlage siehe Anlage, S. 202/203).*
➢ Materialien aus der Natur (Kastanien, Obststeine, Blätter, Steine usw.), je TN ein gleicher Satz.
➢ Anschauungsmaterial: ~stock, ~karte, Rucksack, Kompass ...

Denk-Werkstatt®-Spiel: WANDERN

1. Wie wird es genannt, wenn Menschen eine längere Strecke durch die Natur zu Fuß zurücklegen? Denk-Werkstatt®.

2. Wie heißt es, wenn Menschen aus Frömmigkeit eine längere Strecke – ursprünglich zu Fuß – zu einer als Heiligtum verehrten Stätte unternehmen? Wandern.

3. Wie wird eine Wanderpause, meist mit Einnahme von Speisen und Getränken, genannt? Pilgerwanderung, Pilgerreise, Pilgerfahrt.

4. In welchem Behälter tragen Wanderer meist ihr Gepäck auf dem Rücken? Rast.

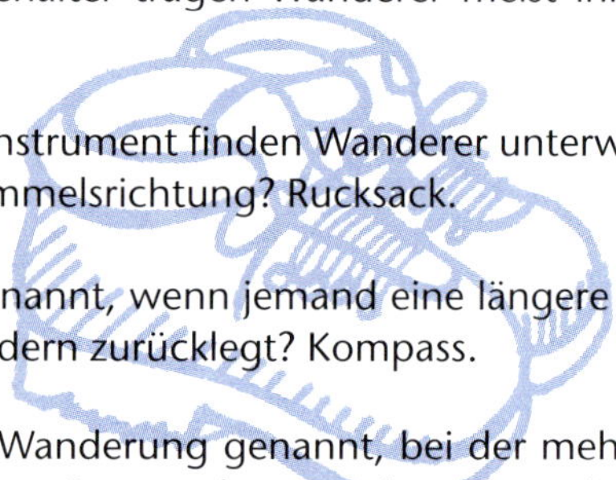

5. Mit welchem Instrument finden Wanderer unterwegs in freier Natur die richtige Himmelsrichtung? Rucksack.

6. Wie wird es genannt, wenn jemand eine längere Strecke in der Natur auf zwei Rädern zurücklegt? Kompass.

7. Wie wird eine Wanderung genannt, bei der mehrere Gruppen von unterschiedlichen Startpunkten zu einem gemeinsamen Zielort aufbrechen? Radwanderung.

8. Was trällern Wandergruppen oft unterwegs? Sternwanderung.

9. Wie wird eine Wanderroute genannt, bei der Start- und Zielpunkt identisch sind? Wanderlieder.

10. Welche Auszeichnung, die jeweils an die nächsten Preisträgerinnen weitergegeben wird, bekommen Siegerinnen in einem Wettbewerb? Rundweg.

11. Welches Gerät oder Hilfsmittel benutzen Wanderer unterwegs zum Abstützen, vor allem in bergigen Gebieten? Wanderpokal.

12. Welche Funktion übt die Person aus, die einer Wandergruppe vorangeht, ihr den richtigen Weg zeigt? Stock.

13. Was wandert nach dem Glauben mancher Kulturen und Religionen nach dem Tod eines Menschen zu nachfolgenden Generationen? Wanderführerin.

14. Welche Bewegung beeinflusst die demografische Entwicklung einer Nation? Seele.

15. Welches Bekleidungsstück ist für das Wandern von grundlegender Bedeutung? Wanderungsbewegung, Migration.

16. Wie hieß die Jugendbewegung, die Ende des 19. Jahrhunderts gegründet wurde und das Wandern pflegte? Heute wird auch scherzhaft eine Person so genannt, die gern wandert. Schuhe.

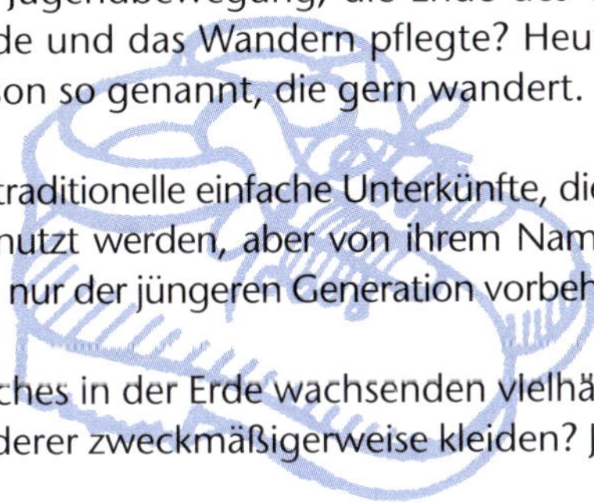

17. Welches sind traditionelle einfache Unterkünfte, die von Mehrtageswanderern oft genutzt werden, aber von ihrem Namen her vermuten lassen, sie wären nur der jüngeren Generation vorbehalten? Wandervogel.

18. Nach Art welches in der Erde wachsenden vielhäutigen Gemüses sollten sich Wanderer zweckmäßigerweise kleiden? Jugendherberge.

19. Welche kleinen – oft bunten – metallenen Souvenirs sammeln viele Wanderer an ihrem Stock? Zwiebel.

20. Für welche Handwerksleute gehört es auch heute noch zur Tradition, auf Wanderschaft zu gehen? Stocknadeln.

21. Welche besondere Art von Hosen tragen viele Wanderer? Zimmerleute.

22. Welche Sandhügel am Meer verlagern durch Windeinfluss ihre Standorte? Knickerbocker, Kniehosen.

23. Wie nennt sich eine schauspielernde Gruppe, die auf wechselnden Bühnen auftritt? Wanderdünen.

24. Auf wessen Rappen machen sich – dem Volksmund zufolge – diejenigen auf den Weg, die zu Fuß gehen? Wanderbühne.

25. Welches paarig angelegte Organ, das Stoffwechselprodukte abbaut und den Wasserhaushalt reguliert, wird, wenn es sich senkt, als wandernd bezeichnet? Schuster's.

26. Welche Gruppe von Menschen, oft Händler, bewegt sich wandernd mit Tieren, Kamelen, durch unbewohnte Gebiete, durch Wüsten? Wanderniere.

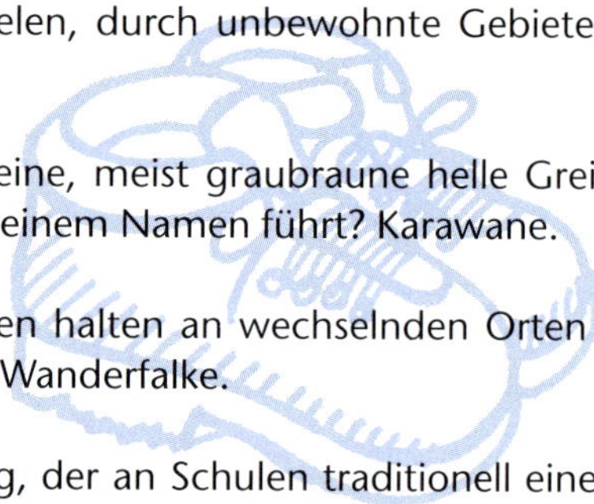

27. Wie heißt der kleine, meist graubraune helle Greifvogel, der auch das Wandern in seinem Namen führt? Karawane.

28. Welche Geistlichen halten an wechselnden Orten Vorträge zu religiösen Themen? Wanderfalke.

29. Wie heißt der Tag, der an Schulen traditionell einem Ausflug in die freie Natur gewidmet ist? Wanderprediger.

30. Wie wird eine Mahlzeit in freier Natur mit mitgebrachten Speisen und Getränken genannt? Wandertag.

31. Picknick.

3.15 Zeitung

Lied

- „Die Gedanken sind frei“

Übungen

- **Zeitungslauf:** Je TN ein Zeitungsblatt, Blätter liegen auf dem Boden verteilt. TN gehen oder laufen zu Paaren singend oder nach einer Musik durch den Raum.
  - Bei Musikstopp oder einem Signal der GL stellen sie sich so schnell wie möglich auf eine Z~[39] und gehen anschließend weiter.
  - Wie oben, aber die Paare halten sich an den Händen, während beide Partnerinnen auf einem Fuß möglichst lange auf der ~ stehen.
  - Wie oben, aber die GL hält eine große Zahlenkarte hoch oder ruft laut eine Zahl. Mit der entsprechenden Anzahl von Kontaktpunkten soll jeweils ein Paar gemeinsam eine ~ berühren, z.B. bei „4“ stehen beide mit beiden Füßen darauf, bei „8“ könnte eine Partnerin mit beiden Füßen, die andere mit beiden Füßen und vier Fingern die ~ berühren usw.
  - Wie oben, aber die GL gibt mit ihren Händen in Vorhalte die Signale, z.B. beide Hände mit den Handrücken nach oben bedeutet, dass beide Partnerinnen sich unter einer ~ hindurchbewegen sollen, beide Handflächen nach oben heißt, dass beide die ~ überwinden sollen, indem sie darüber gehen oder springen. Zeigt eine Handfläche und ein Handrücken nach oben, dann müssen sich die Paare verständigen, wer drunter durch und wer oben drübergeht usw.
  - Es werden Titelblätter unterschiedlicher ~ auf dem Boden ausgelegt. Bei Musikstopp sollen alle TN möglichst schnell zu einer ~ laufen. Vorher wird gemeinsam festgelegt, was bei den Einzelnen zu tun ist – bei ~ „A“ mit beiden Füßen darauf stehen, bei ~ „B“ auf einem Bein stehen, bei ~ „C“ darauf sitzen usw.
  - Die Paare bewegen sich durch den Raum und halten dabei die ~ zwischen ihren Armen, Hüften oder anderen beliebigen Körperteilen eingeklemmt. Wer schafft es mit der größten Anzahl verschiedener Körperteile?
  - Die Paare bewegen sich durch den Raum und sollen auf Zuruf der GL möglichst schnell eine ~ finden, bei der eine bestimmte Zahl, ein Wort oder ein Buchstabe in einer Überschrift auftaucht, z.B. „3“, „Z“ oder „und“ …

- Die Paare transportieren gemeinsam mithilfe eines ~blatts einen Tischtennisball durch den Raum. Dabei muss das ~blatt stets straff gehalten werden. Wer schafft es auch mit zwei oder drei Bällen gleichzeitig?

➢ **Zeitungsball:** Je TN ein ~blatt.
- Die ~ soll nur unter Einsatz der Füße zusammengeknüllt werden. Wem gelingt es, wirklich eine runde Form zu Stande zu bringen?
- Den ~ball möglichst hoch werfen und wieder fangen; wie oft können die Einzelnen zwischendurch in die Hände klatschen?
- Jede TN pustet den eigenen ~ball über den Tisch, Boden, eine Bank ... Wer kann die längste Strecke so pustend zurücklegen?
- Die ~bälle aller TN liegen auf dem Tisch, Boden oder einer anderen glatten abgegrenzten Fläche, und alle TN schnipsen die ~bälle kreuz und quer, möglichst ohne sie aus der Spielfläche hinauszubefördern.
- Wie oben, aber es wird in zwei Mannschaften gespielt, und die Spielfläche ist in zwei gleiche Felder eingeteilt. Bei welcher Mannschaft liegen nach 30 Sekunden die wenigsten ~bälle im Feld?

➢ **Zeitungsschnipsel:** Benötigt wird je TN ein Zeitungsblatt.
Die TN zerreißen im Sitzen mit den Füßen bzw. Zehen ihr Zeitungsblatt. Wer schafft die größte Anzahl von Schnipseln aus einem Zeitungsblatt? Am Ende werden alle Schnipsel mit den Füßen in einen Papierkorb geworfen.

➢ **Radiergummi:** Anzeigenblätter, für alle gleiche Ausgaben, ein Exemplar je TN, Stifte.
Alle TN bearbeiten den gleichen – vorher vereinbarten – Artikel. Darin gilt es, möglichst zügig bestimmte Buchstaben oder Buchstabenkombinationen anzustreichen, z.B. alle „a", alle „ng" oder alle Doppelbuchstaben wie „ll", „mm" usw. Nach einem ersten schnellen Durchgang schauen alle noch einmal langsam nach übersehenen Buchstaben. Am Ende wird die Anzahl der gestrichenen Buchstaben zusammengezählt und das Ergebnis verglichen.

➢ **Superpreise:** Anzeigenblätter, für alle gleiche Ausgaben, ein Exemplar je TN.
Es wird eine große, möglichst ganzseitige, Anzeige eines Supermarkts ausgesucht. Darin versucht jede für sich, so schnell wie möglich in aufsteigender Reihenfolge Zahlen in Preisangaben, Stückzahlen, Telefonnummern usw. zu finden und zu streichen. Dabei dürfen Preisangaben auch auseinan-

der genommen werden, z.B. aus 12,95 € kann eine 1, eine 2, eine 9 und eine 5 entstehen, aber auch eine 12 und eine 95. Es dürfen aber nur direkt nebeneinander stehende Ziffern zu einer Zahl verbunden werden. Die Zahlenfolge muss lückenlos geschlossen werden. Wer erreicht die höchste Zahl?

- **Lesestube:** Anzeigenblätter, für alle gleiche Ausgaben, ein Exemplar je TN.
  Die GL – oder bei späteren Durchgängen einzelne TN – nennen eine markante Information aus dem Anzeigenblatt. Dabei kann es sich um ein Wort, ein Bild, eine Schlagzeile, einen Satz, einen Preis ... handeln. Alle anderen versuchen, möglichst schnell diese Information zu finden und deren Position anzugeben. Wer findet zuerst den Rasenmäher, die Fertighausbesichtigung, die 245,90 € ...?

- **Von jetzt bis gleich ...:** Anzeigenblätter, für alle gleiche Ausgaben, ein Exemplar je TN.
  Alle schlagen die gleiche Seite auf. Die GL oder einzelne TN nennen etwa im Sekundentakt zunächst drei, bei späteren Durchgängen bis zu sieben verschiedene auf der Seite zu findende Informationen und tippen diese jeweils kurz an. Sofort danach tippen alle auf ihrer Seite möglichst die gleiche Folge. Bei den Informationen kann es sich um Zahlen, Buchstaben, Wörter oder Abbildungen oder Kombinationen aus allem handeln.

- **Schlagzeilen:** Benötigt wird eine Sammlung ausgeschnittener Wörter aus großen Schlagzeilen einer alten Zeitung. Die ausgeschnittenen Wörter sind jeweils an einer beliebigen Stelle in zwei Teile zerschnitten. Alle Worthälften werden für alle gut sichtbar ausgebreitet. Nun gilt es, die Wortteile richtig zusammenzufügen.
  Alternativ können ganze Schlagzeilen statt nur Worter eingesetzt werden. Besonders schwierig wird's, wenn viele gleiche oder ähnliche Schrifttypen und -größen enthalten sind.

- **Nousknacker 1:** Benötigt wird ein Kartenspiel für die gesamte Gruppe. Es werden Kleingruppen je ca. fünf TN gebildet. Jede Gruppe erhält einen kleinen Stapel mit Spielkarten.
  - Der Stapel wird verdeckt in die Runde gelegt. Reihum deckt jeweils eine TN eine Karte auf. Gemeinsam versucht die Gruppe, mit viel Fantasie und Kreativität den auf der Karte verzeichneten Informationen Bedeutungen zu verleihen. Es gilt, aus den Zeichen einer Spielkarte

jeweils eine kurze Nonsenszeitungsmeldung zu verfassen. Dabei müssen immer alle Zeichen einer Karte in die Meldung eingebaut werden.
- Wie oben, aber nach jede verfassten Nonsensmeldung erfolgt eine kurze Ablenkung. Anschließend versucht jeder TN für sich, die Zeichen der jeweiligen Karte zu erinnern und aufzuzeichnen.

➢ **Denk-Werkstatt®-Spiel:** Fragen und Antworten für GL am Themenende.

Gesprächsimpulse

➢ *Sprüche und Redewendungen:* Nichts ist älter als die Tages~ von gestern ...
➢ Arten bzw. Funktionen: Morgen~, Abend~, Tages~, Wochen~, Monats~, Sonntags~; Information, Unterhaltung ...
➢ *Gängige Titel:* ... Tageblatt, ... Tageszeitung, ... Bote, ... Rundschau, ... Rundblick ...
➢ *Produkte, Verwendung:* alte ~ – Makulatur, Abdeckung, Schutz, Pappmaché ...
➢ *Berufe:* Journalist, Schriftsetzer, Drucker, Zeitungszusteller, Fotoreporter, Auslandskorrespondent ...
➢ *Rubriken:* Weltpolitik, Lokales, Feuilleton/Kultur, Sport, Personalien, Amtliches, Wissenschaft, Kolumne, Leserbriefe, Kummerkasten, Standesamtsnachrichten, Veranstaltungen/Termine, Werbeanzeigen, Kleinanzeigen, Stellenmarkt, Immobilienmarkt, Familienanzeigen, Wochenendbeilage, Impressum ...
➢ *Darstellungsformen:* Meldung, Notiz, Bericht, Reportage, Glosse, Interview ...
➢ *Wörter:* ~papier, ~ente, ~kiosk, ~anzeige, , ~meldung~, ~artikel, ~notiz, ~hut ...
➢ *Dies und das:* Zeitungsenten am 1. April, Druckfehler, Druckerschwärze, Beilagen, Rotation, Nachrichtenagenturen, Pressedienste (dpa, sid ...), Abonnement, Nachsendeauftrag, Auflage, Verlag ...

Material

➢ Alte Zeitungen.
➢ Uhr mit Sekundenzeiger oder Stoppuhr.
➢ Gleiche Anzeigenblätter, je TN ein Exemplar, Stifte.
➢ Zerschnittene Wörter aus Überschriften für Übung *Schlagzeilen.*
➢ Kartenspiel *Nousknacker 1*, ein Spiel.
➢ Anschauungsmaterial: Verschiedene Zeitungen aus der Region, ein Setzkasten ...

Denk-Werkstatt®-Spiel: ZEITUNG

1. Wo werden die Zeitungsartikel bearbeitet und zusammengestellt? Denk-Werkstatt®.

2. Wie wird es genannt, wenn etwas Falsches in der Zeitung steht? Redaktion.

3. Wo finden Arbeitsuchende in Zeitungen wichtige Informationen? Ente.

4. Wo werden Zeitungen verkauft? Stellenmarkt.

5. Wie heißt die Rubrik, die in vielen Zeitungen Neues über Persönlichkeiten aus Politik und Gesellschaft veröffentlicht? Kiosk.

6. In welcher Rubrik können Leser in der Zeitung ihre Meinung äußern? Kolumne.

7. Wo werden öffentliche Ausschreibungen und Termine veröffentlicht? Leserbriefe.

8. Wie heißt die Darstellungsform, bei der ein Zwiegespräch zwischen einem Redaktionsmitglied und einer anderen Person veröffentlicht wird? Amtliches.

9. Wo sind die Sonderangebote des Supermarkts zu finden? Interview.

10. In welcher Rubrik sind die Fußballergebnisse zu finden? Werbeanzeige.

11. Wohin gehört in der Zeitung eine Anzeige, die so beginnt: „Attraktive Sie, Anfang 50, sportlich und vielseitig interessiert, sucht gleichgesinnten Herrn ...?“ Sport.

12. Wie wird das Zeitungspapier bezeichnet, das früher unter Tapeten an die Wand geklebt wurde? Bekanntschaften.

13. Was wird aus altem Zeitungspapier und Tapetenkleister hergestellt? Makulatur.

14. Wer ist für die Zeitung unterwegs, um Wichtiges im Bild festzuhalten? Pappmaché.

15. Was fällt oft aus der Zeitung heraus, wenn man sie morgens aus dem Briefkasten holt? Fotoreporter.

16. In welchem Teil der Zeitung sind Informationen über Geburten, Hochzeiten, Sterbefälle usw. veröffentlicht? Werbebeilagen.

17. Woher beziehen die Zeitungsredaktionen viele Informationen zum Weltgeschehen? Familienanzeigen.

18. Wer muss morgens sehr früh aufstehen, damit die Leser ihre Zeitungen morgens beim Frühstück lesen können? Nachrichtenagenturen, Pressedienste.

19. Welche Kopfbedeckung schützt z.B. bei Malerarbeiten? Zusteller.

20. Welches französische Wort bezeichnet den Kulturteil einer Zeitung? Zeitungshut.

21. Wer stellt die Tageszeitung in abgelegenen Gegenden zu, in denen sie nicht ausgetragen wird? Feuilleton.

22. Wie heißt eine auffallende große Überschrift? Post.

23. Wovon werden bei intensivem Lesen schon mal die Finger schwarz? Schlagzeile.

24. Wie heißt die Erläuterung zu den in der Zeitung abgedruckten Fotos? Druckerschwärze.

25. Wo sind Informationen über Herausgeber, Auflage, Erscheinungsweise usw. zu entnehmen? Bildunterschrift.

26. Was müssen diejenigen haben, die ihre Zeitung automatisch regelmäßig beziehen wollen? Impressum.

27. Was sollte nicht vergessen, wer seine Zeitung auch im Urlaub regelmäßig erhalten möchte? Abonnement.

28. Welche Berufsbezeichnung tragen diejenigen, die die Zeitung mit Artikeln füllen? Nachsendeantrag.

29. Wie wird die Gesamtzahl der gedruckten Exemplare einer Zeitung bezeichnet? Journalist, Reporter.

30. Wer berichtet für die Heimatzeitung oder Presseagentur über aktuelles Geschehen aus dem Ausland? Auflage.

31. Auslandskorrespondent.

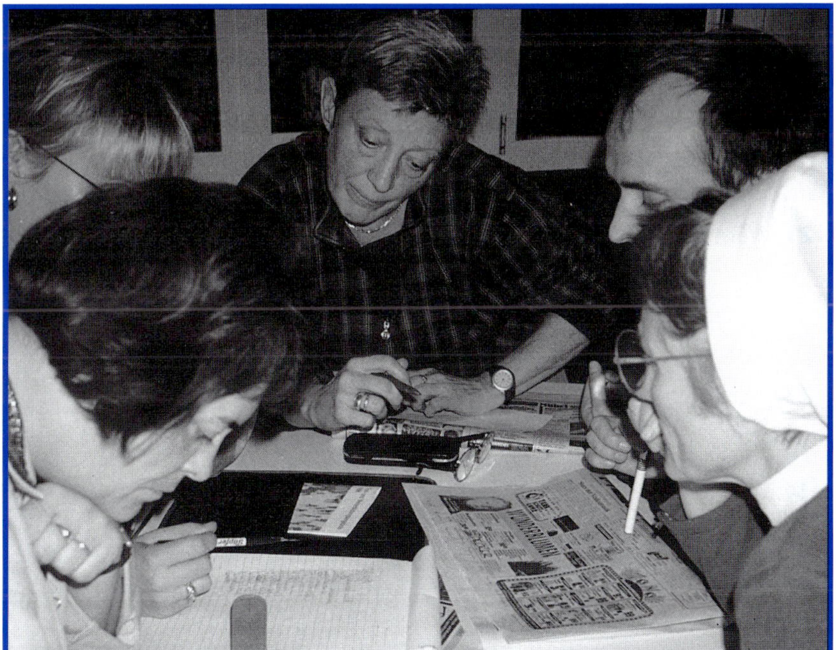

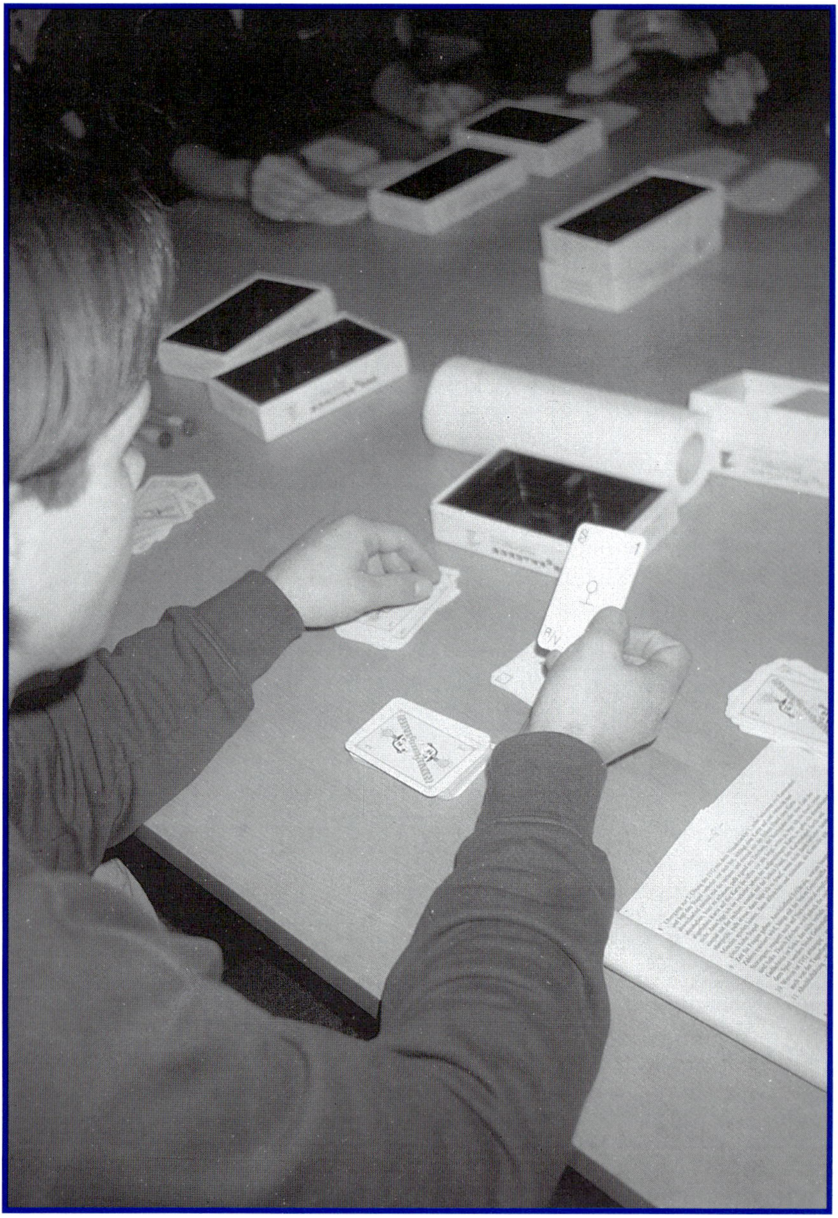

4 Anhang

4.1 Nousknacker 1

Das Kartenspiel *Nousknacker 1* kommt bei allen Praxisthemen dieses Buches zum Einsatz. Da es nicht zur gewöhnlichen Materialausstattung von Gruppen gehört und weder im Spielwaren- noch im Sportfachhandel erhältlich ist *(Bezugsquelle: Denk-Werkstatt®, Anschrift s. S. 205)*, soll es an dieser Stelle gesondert vorgestellt werden.

Die 64 Spielkarten sind bedruckt mit Zahlen, Buchstaben und Symbolen *(Beispiele s. Abb. S. 168)*. Die Zahlen und Buchstaben aktivieren vorrangig die linke Hirnhälfte, die Symbole in erster Linie die rechte. Auf diese Weise wird das gesamte Gehirn angeregt.

Das Kartenmaterial, das völlig anders gestaltet ist als gewöhnliche Spielkarten, bietet unendlich viele Möglichkeiten für immer wieder neue Spielvarianten. Zwar gibt die mitgelieferte Spielanleitung eine Reihe von Beispielen für unterschiedliche Regeln, aber diese sind bewusst nur als Beispiele zu verstehen und sollen zu eigener Kreativität der Spielenden führen, die immer wieder neue Formen finden können.

Die Karten können zum täglichen Training allein verwandt werden, bieten aber gleichermaßen Möglichkeiten zum Einsatz für Paare, kleine oder größere Gruppen.

Nous kommt aus dem Griechischen und bedeutet *Geist, Verstand*. Dieser soll mit dem Spiel trainiert werden. Trotzdem braucht in einer Gruppe niemand Blamagen zu befürchten, denn das Spiel funktioniert unabhängig von Wissen und Bildung, wie auch die Beispiele in den Praxisthemen zeigen.

In seinem Ursprung wurde das Spiel zunächst ausschließlich zum reinen Training der geistigen Leistungsfähigkeit eingesetzt, doch eine Vielzahl von Variationen trainiert auch in der Bewegung gezielt die Grundfunktionen des Gehirns.

Die Spielkarten mit ihrem auf den ersten Blick merkwürdig anmutenden Erscheinungsbild enthalten in stets wechselnder Kombination jeweils 5-6 unterschiedliche Zeichen.

In einer Grundversion geht es um den Vergleich von Zeichen auf den Karten. Werden zwei Karten miteinander verglichen, sind Wahrnehmung, Konzentration und schnelles Verarbeiten von Informationen gefragt. Dabei sollen Zeichen zügig erkannt, auf Übereinstimmungen zwischen zwei Karten überprüft und schließlich in einen Plus- (mit Übereinstimmung mindestens eines Zeichens) und einen Minusstapel (ohne Übereinstimmung) sortiert werden.

Bei einer anderen Spielform geht es um das Training der Merkspanne. Hier sollen die auf einer Karte abgebildeten Zeichen jeweils ca. eine Sekunde lang angesehen und nach Umdrehen der Karte sofort anschließend aus der Erinnerung wiedergegeben werden.

Das Gedächtnis ist gefordert, wenn die Zeichen einer oder zweier Grundkarten bewusst und intensiv eingeprägt und dann verdeckt abgelegt werden, um anschließend – nach einer kurzen Ablenkung – den Kartenstapel aus der Erinnerung mit den Grundkarten zu vergleichen, sie in Plus- und Minusstapel zu sortieren.

Alle diese Versionen lassen sich hervorragend allein spielen und sind ohne jeden Aufwand problemlos überall durchführbar. Immer neue Kombinationen lassen selbst bei gleich bleibenden Regeln im täglichen Training das Spiel jedes Mal anders erscheinen und fordern auch nach vielen Wiederholungen noch immer große Aufmerksamkeit und Konzentration. Der regelmäßige Einsatz des Spiels in der Gruppe mit wechselnden Varianten gibt immer wieder neue Impulse und motiviert zum selbstständigen Weitermachen.

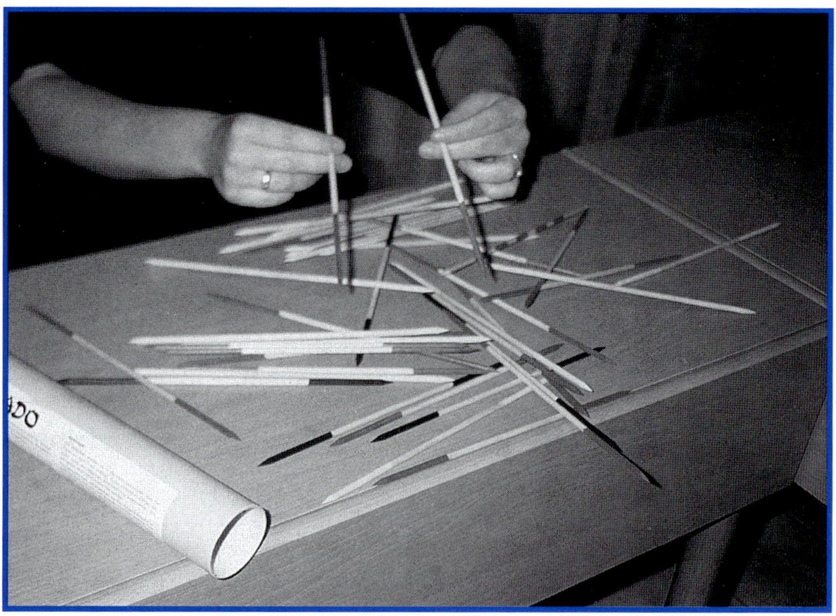

Für viele Spielformen in Gruppen eignen sich am besten Vergrößerungen der Karten, wie unter 2.5 beschrieben. Die Beispiele in Bewegung verstärken die positiven Wirkungen des Trainings, weil hier gleichzeitig körperliche und geistige Aktivität gefordert ist und das Gehirn damit optimal angeregt wird.

Die Autoren des von der WissIOMed GmbH herausgegebenen Spiels sind

- Prof. Dr. med. Bernd FISCHER; ein Gründungsvater der wissenschaftlich begründeten, zunächst als *Gehirn-Jogging* bekannt gewordenen, Methode des Gehirntrainings, die im Lauf der Jahre unter anderen Bezeichnungen weiterentwickelt wurde. Bernd FISCHER ist heute der Vertreter des so genannten „Integrativen Hirnleistungstrainings IHT®" und Chefarzt der Memoryklinik Klausenbach in Nordrach.
- Hannjette MOSMANN; Gesundheitspädagogin, Entwicklerin zahlreicher Materialien für das Gehirntraining und seit vielen Jahren Leiterin der Gehirntrainingsabteilung in der Memoryklinik Klausenbach in Nordrach.
- Dr. med. Bernhard DICKREITER; seit vielen Jahren erster Oberarzt der Memoryklinik Klausenbach in Nordrach.

Dieses Autorenteam ist Garant für die Effektivität dieses Trainingsmaterials im Hinblick auf geistige Leistungsfähigkeit.

4.2 Kopiervorlagen für die Praxisthemen

Die nachfolgenden Seiten sind Kopiervorlagen für die in den Praxisthemen einzusetzenden Arbeitsblätter. Sie sollten in der Regel auf DIN A 4 vergrößert werden. Die Vorlagen sind in der Reihenfolge ihrer Zuordnung zu den einzelnen Themen aufgeführt.

Kopiervorlage für Kapitel 2.2

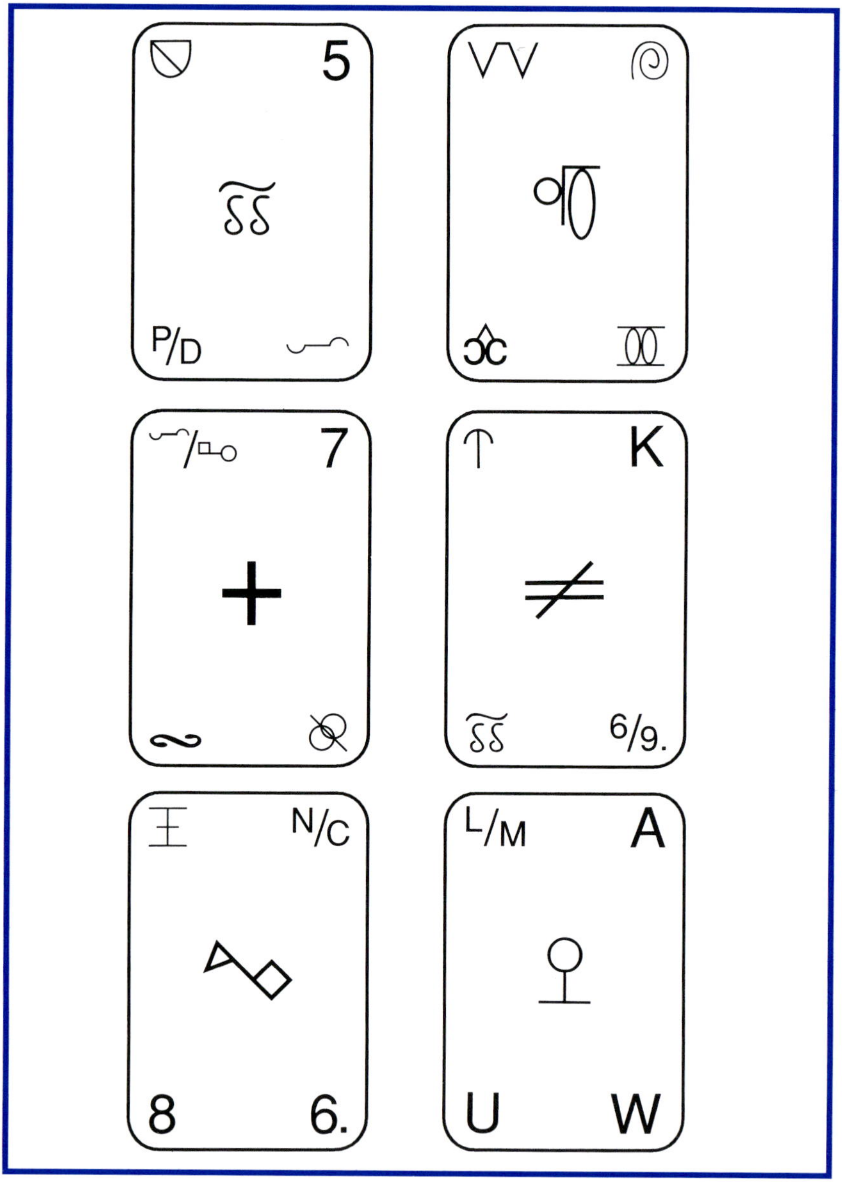

Kopiervorlage für Kapitel 2.2

Thema:					
Gruppe:					
Datum:		Ort/Raum:		Dauer:	
Zeit:	Inhalt/Aktivität Beschreibung	Zielsetzung	Vermittlung + (Methodik/Didaktik)	Organisation + Material	Bemerkung

Kopiervorlage für Kapitel 3.1

Es ist kein Blatt mehr am Baum. Der Wind hat alle Blätter verschiedener Färbung durcheinander gewirbelt.

1. Schätzen Sie, wie viele Blätter insgesamt umherfliegen!
2. Zählen Sie, wie viele Blätter insgesamt zu sehen sind!
3. Wie viele sind es von jeder Färbung?
4. Streichen Sie die nummerierten Blätter in aufsteigender Reihenfolge, bei 1 beginnend. Finden Sie dabei heraus, welche Nummern abhanden gekommen sind!
5. Streichen Sie zuerst die ganz hellen Blätter in der Reihenfolge ihrer Nummern – zuerst die niedrigsten, dann immer die nächsthöhere. Weiter geht es in gleicher Weise mit den mittelgrauen, zum Schluss mit den dunklen.

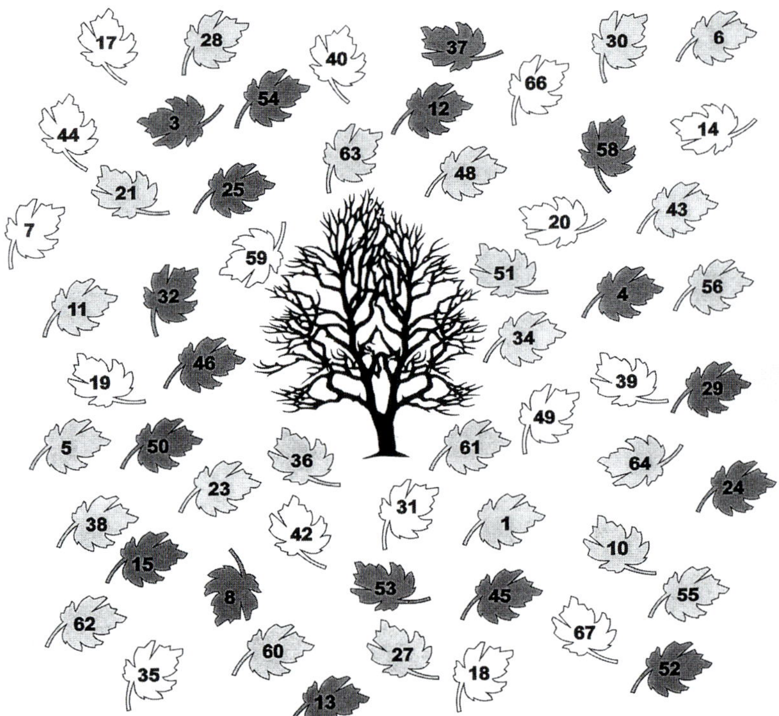

Kopiervorlage für Kapitel 3.2

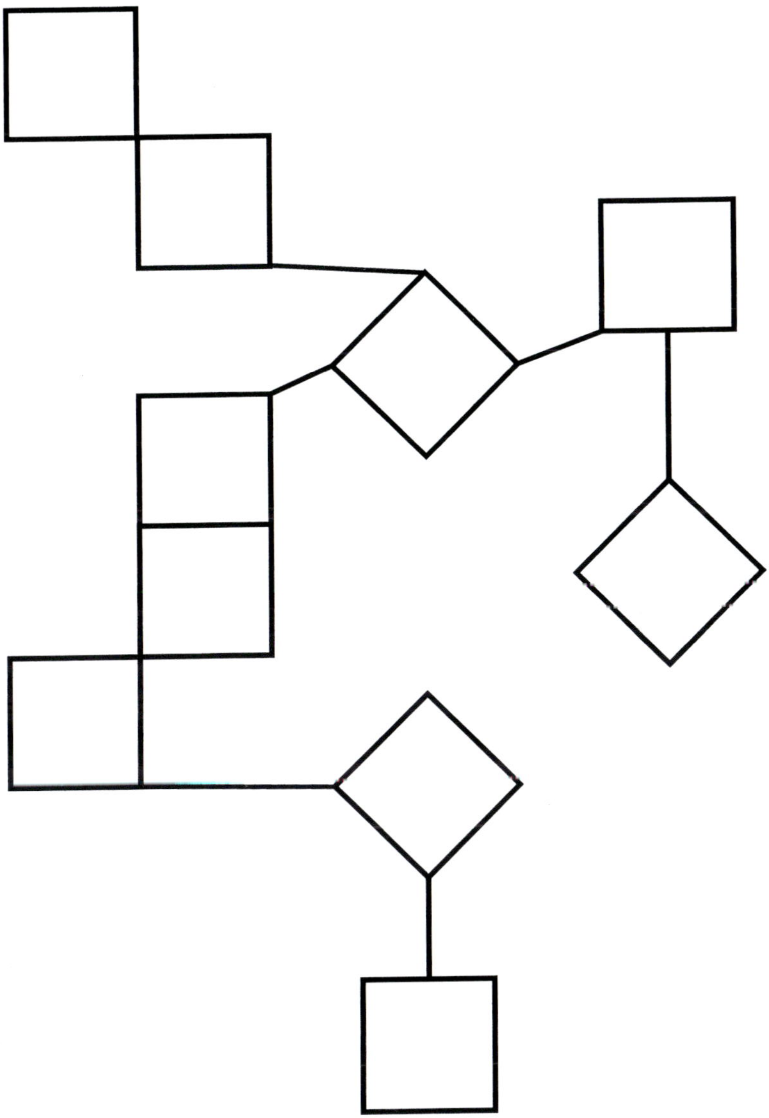

Kopiervorlage für Kapitel 3.2

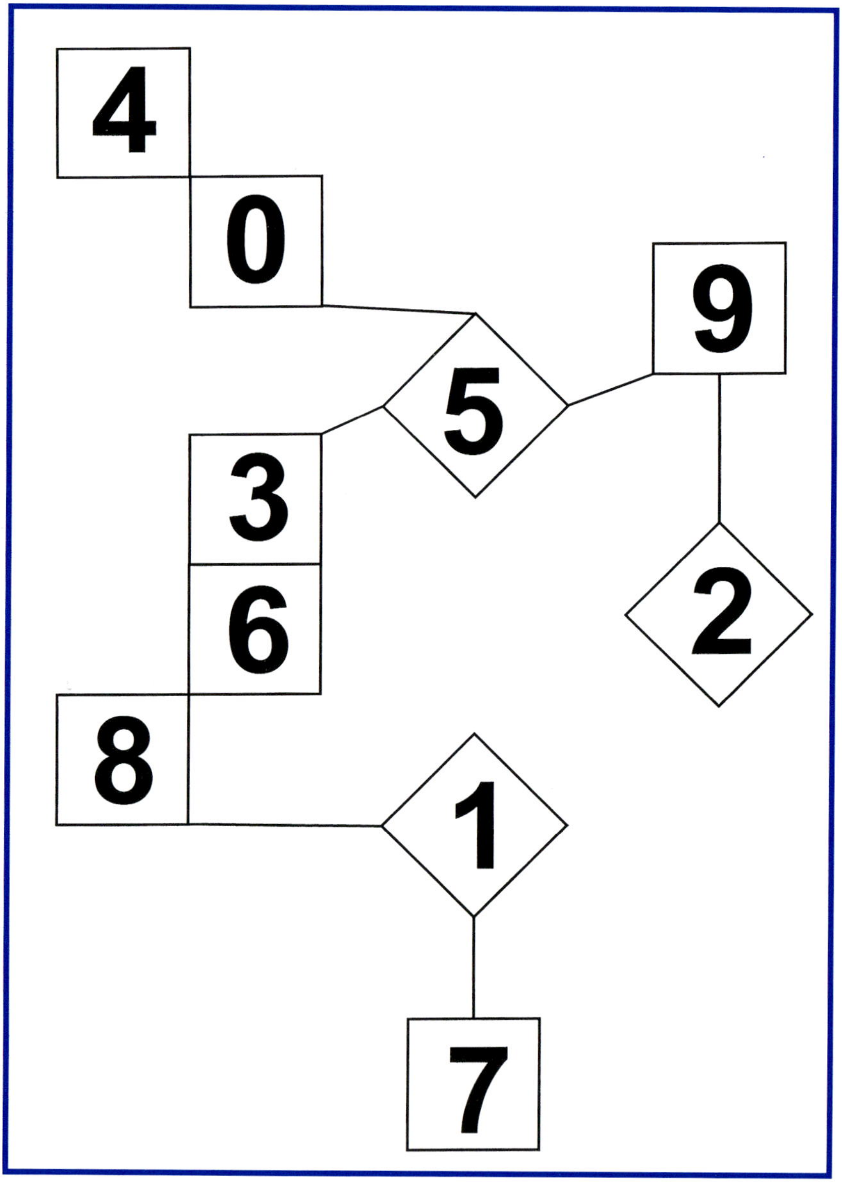

Kopiervorlage für Kapitel 3.2

Kopiervorlage für Kapitel 3.2

Kopiervorlage für Kapitel 3.2

Buchstabensalat GETRÄNKE

Ordnen Sie die Buchstaben neu. Bei richtiger Zusammenstellung ergibt sich in jeder Zeile ein Begriff zum Thema *Getränke*. Tragen Sie Ihre Lösungen neben dem Buchstabensalat ein.
Umlaute wurden aufgelöst, d.h. Ä = AE, Ö = OE, Ü = UE, ß = SS

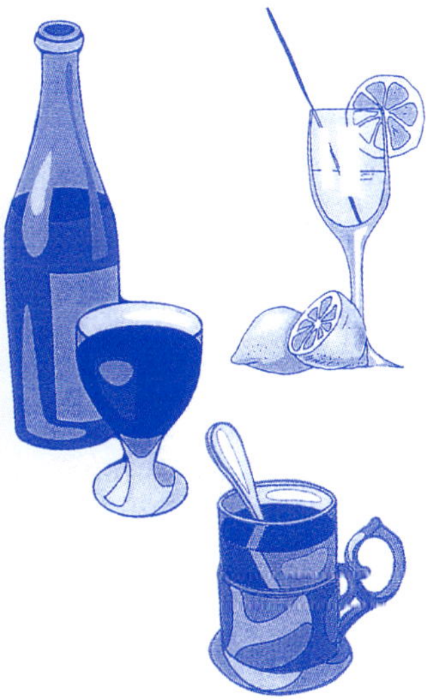

1 TARNEKTRUFCH ____________

2 EFAFKE ____________

3 FANNAROGEST ____________

4 DANNEWIRB ____________

5 TUCHBILTREM ____________

6 DANMILONE ____________

7 TECEREUFEHT ____________

8 NITWORE ____________

9 PALMFESOT ____________

10 MAFTIVTASILUMINT ____________

11 KLAFEMAFEZ ____________

12 FENZTEMIFEPERF ____________

13 OSESPERS ____________

14 FIREPATI ____________

15 SRELWANIMASER ____________

16 BEIWEINZER ____________

17 SNUCHP ____________

18 EWINSEWIS ____________

19 KETS ____________

20 FATBRATENUS ____________

21 HOCRELS ____________

22 CLIHM ____________

23 EWOLB ____________

24 ERIKLO ____________

25 OKAKA ____________

Kopiervorlage für Kapitel 3.3

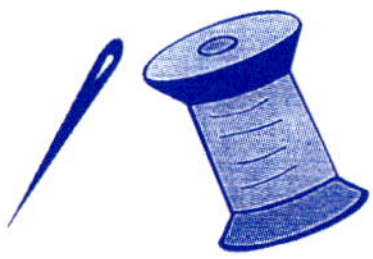

GARNGEWIRR

Hier herrscht völliges Durcheinander. Vor dem Nähen muss es entwirrt werden. Verfolgen Sie den Verlauf der Fäden nur mit den Augen! Benutzen Sie keinen Stift und keine andere optische Führung als Hilfe. Zum Aufschreiben der Ergebnisse dürfen Sie natürlich einen Stift benutzen. Welche Zahl ist mit welchem Buchstaben verbunden?

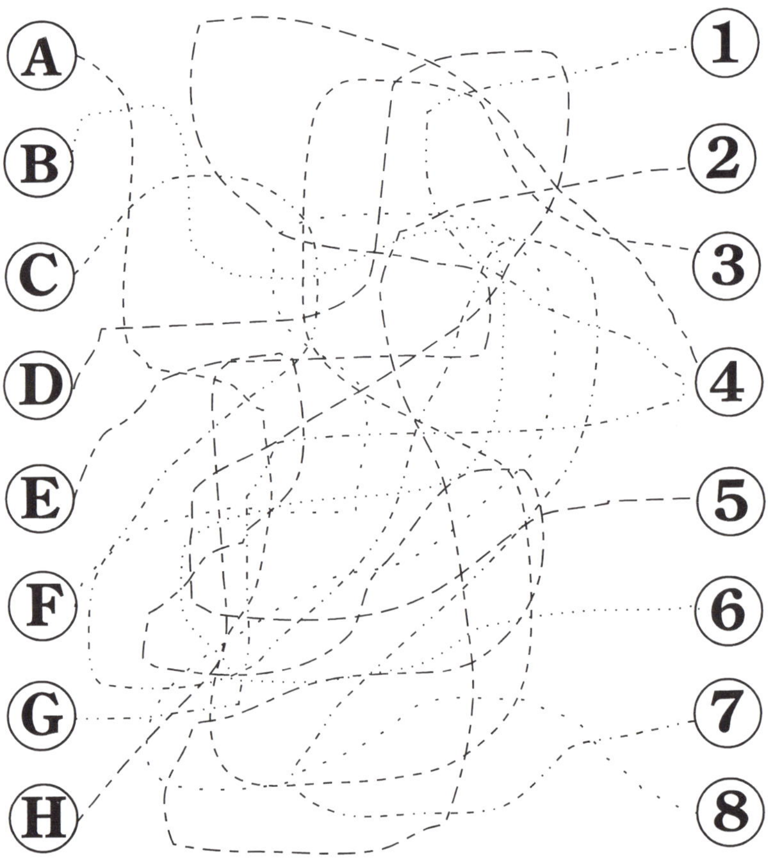

Kopiervorlage für Kapitel 3.4

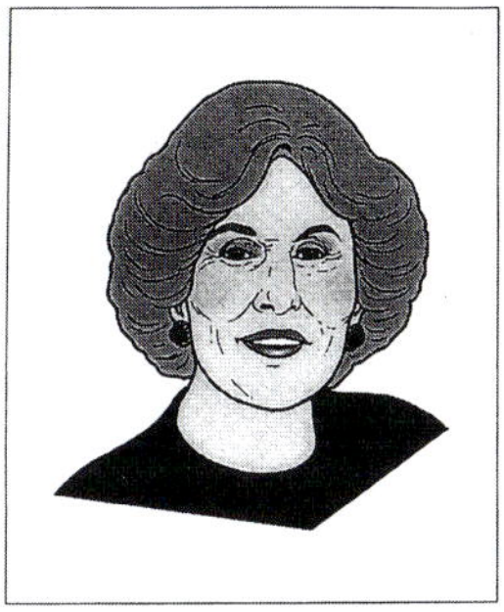

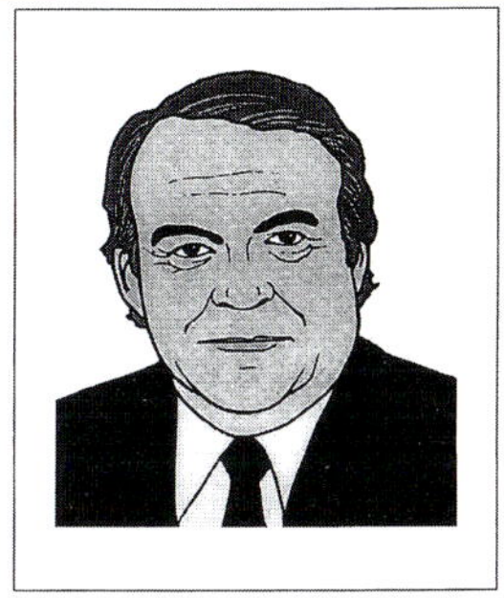

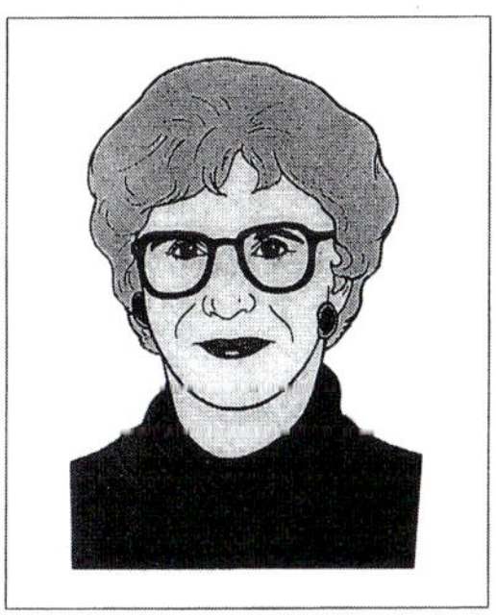

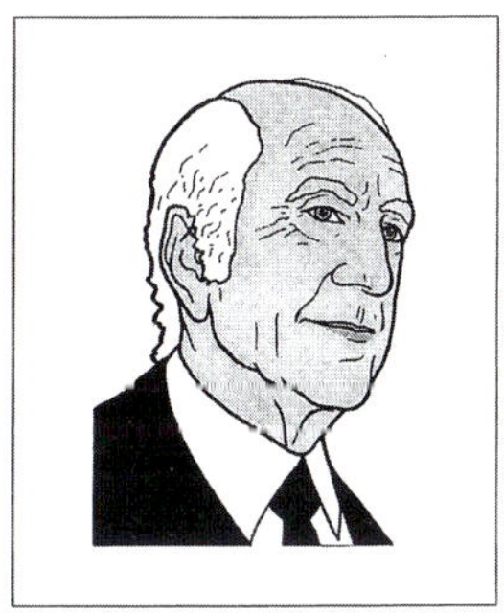

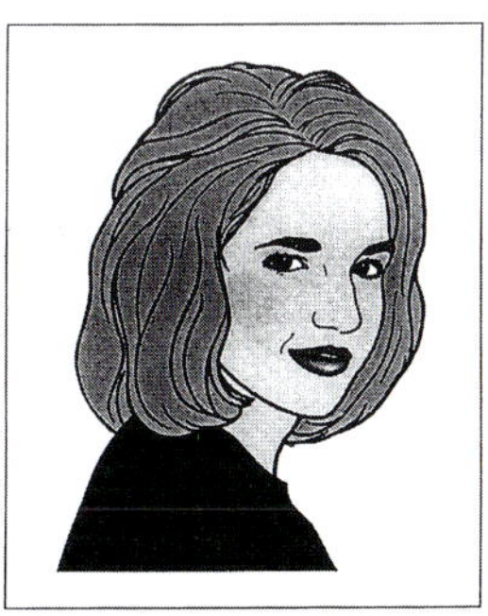

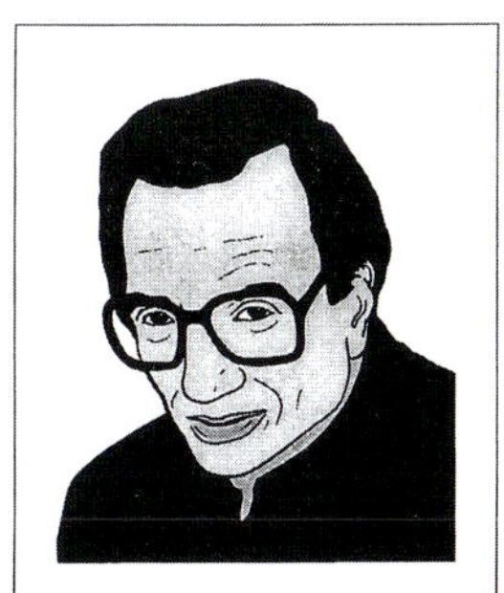

Kopiervorlage für Kapitel 3.4

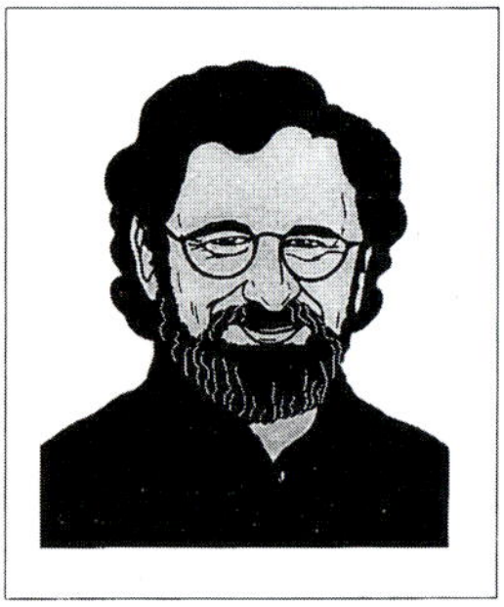

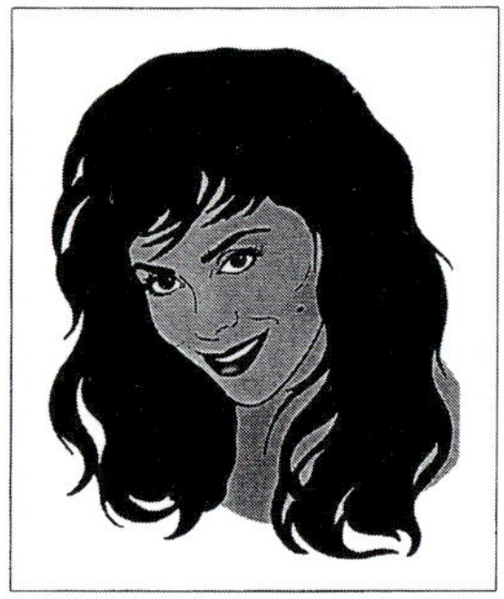

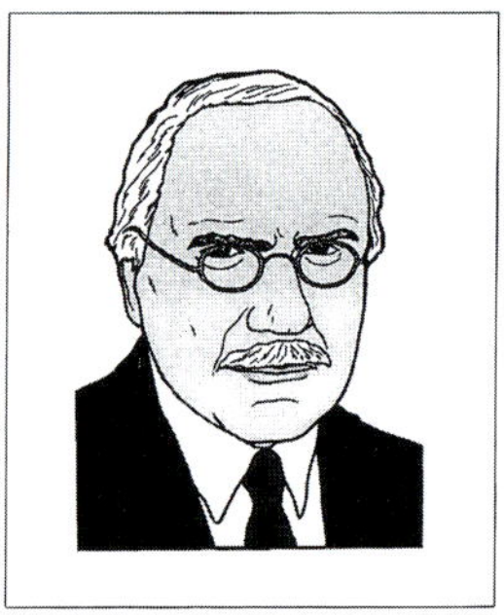

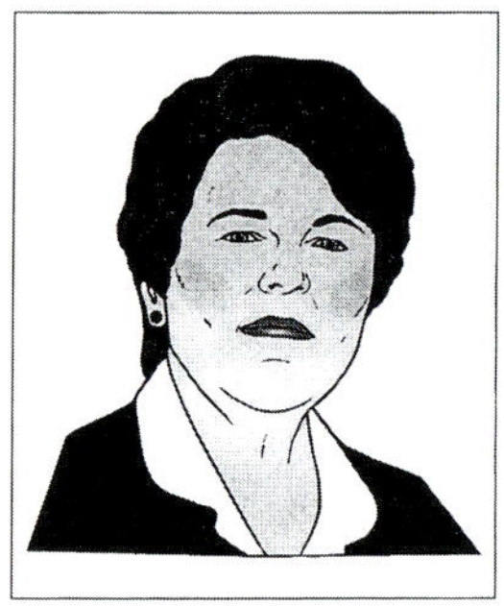

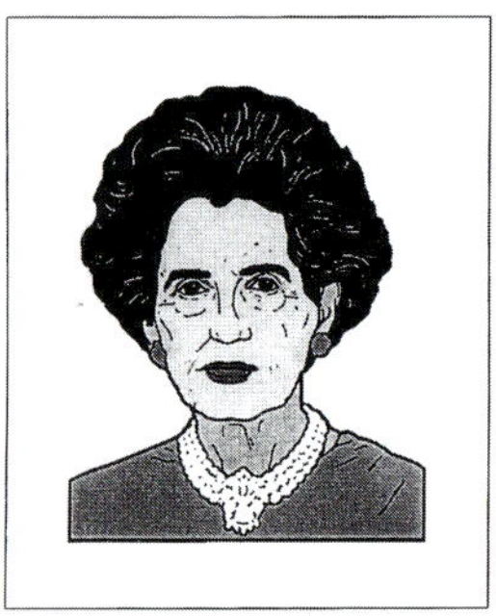

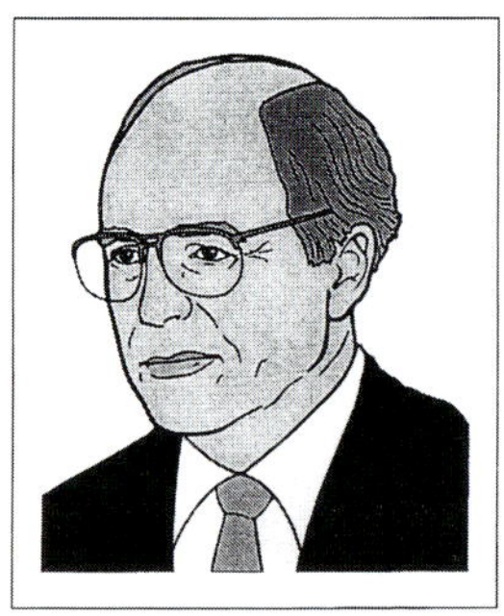

Kopiervorlage für Kapitel 3.5

Fingerfertig

In den folgenden Spalten sind Reihen von Buchstaben und Zahlen aufgeführt. Gehen Sie die Spalten von oben nach unten jeweils zahlenweise durch. Ihre Aufgabe dabei:

1. Lesen Sie die Buchstaben und Zahlen laut – Zeile für Zeile – so schnell Sie können.
2. Lesen Sie wieder die Buchstaben und Zahlen laut. Legen Sie dabei Ihre beiden Hände flach auf den Tisch und heben Sie beim Lesen immer den entsprechend bezeichneten Finger – siehe Muster über den Spalten. Arbeiten Sie, so schnell Sie können.

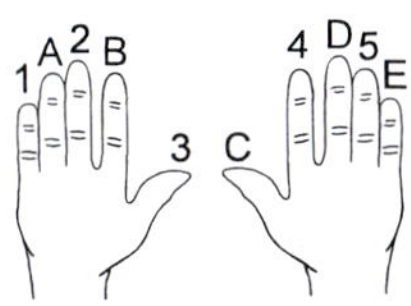

1	5	A	3	C	2	E	4	1	3
D	2	C	5	4	A	2	E	B	2
1	C	4	B	5	2	A	4	2	D
E	3	1	C	A	5	3	B	D	4
2	E	4	5	B	1	D	E	5	3
B	4	2	A	D	1	3	C	A	2
4	A	1	B	5	2	4	D	3	C

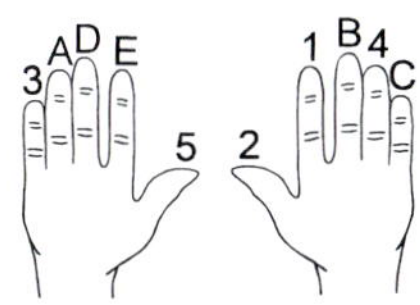

2	A	4	D	E	5	1	C	B	2
3	C	5	B	4	A	2	C	E	3
B	2	4	A	C	B	5	1	B	2
3	D	A	1	B	C	2	5	E	3
4	B	1	C	A	2	D	4	2	A
A	C	3	5	B	1	D	2	A	3
B	E	2	4	1	C	2	B	A	D

Kopiervorlage für Kapitel 3.5

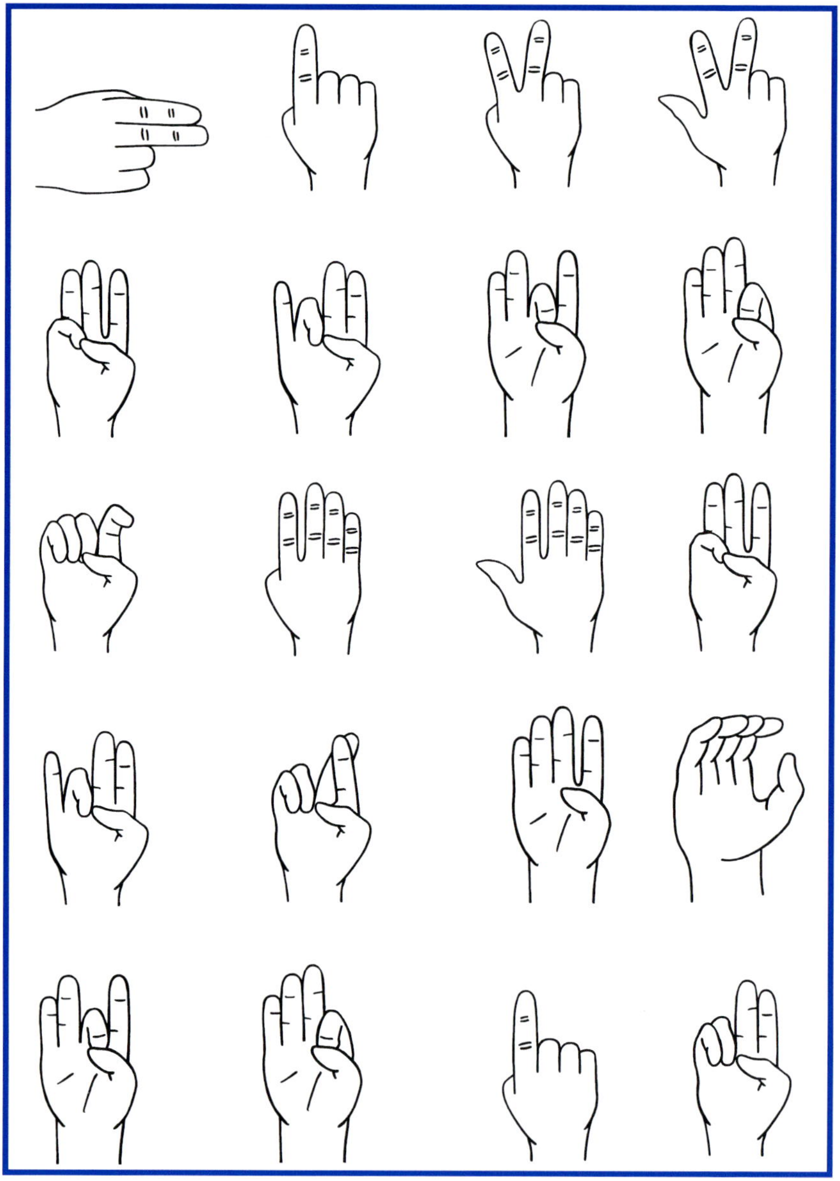

Kopiervorlage für Kapitel 3.5

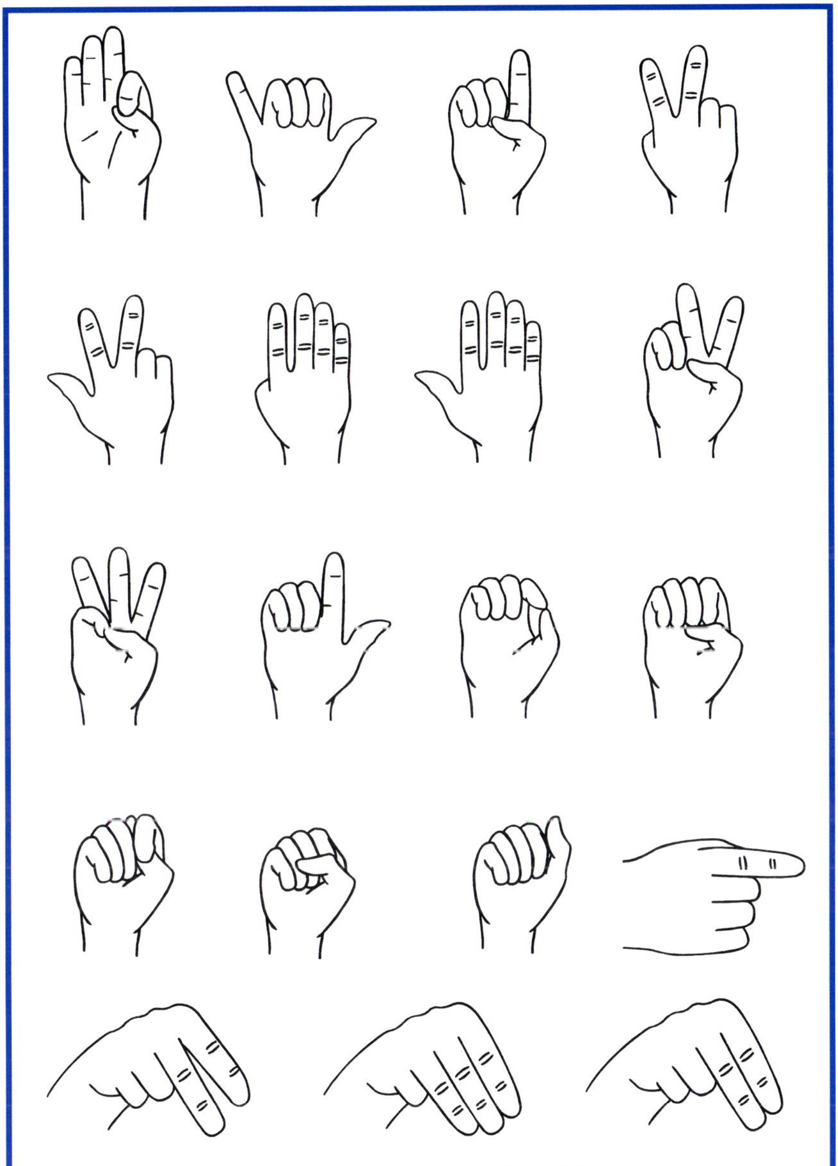

Kopiervorlage für Kapitel 3.5

Mutterns Hände

Hast uns Stulln jeschnitten
un Kaffee jekocht
un de Töppe rübajeschohm –
un jewischt und jenäht
un jemacht und jedreht ...
alles mit deine Hände.

Hast de Milch zujedeckt,
uns Bonbongs zujesteckt
un Zeitungen ausjetragen –
hast die Hemden jezählt
und Kartoffeln jeschält ...
alles mit deine Hände.

Hast uns manches Mal
bei jroßen Schkandal
auch'n Katzenkopp jejeben.
Hast uns hochjebracht.
Wir wahn Sticker acht,
sechs sind noch am Leben ...
Alles mit deine Hände.

Heiß warn se un kalt.
Nu sind se alt.
Nu bist du bald am Ende.
Da stehn wa nu hier,
und denn komm wir bei dir
und streicheln deine Hände.

Kurt Tucholsky

Kopiervorlage für Kapitel 3.6

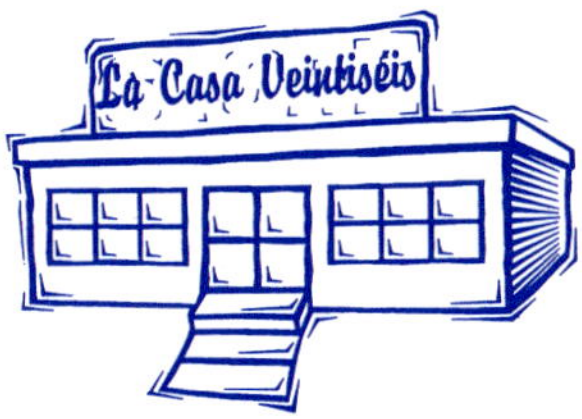

La Casa Veintiséis ist ein verrücktes Haus. Es hat – seinem Namen entsprechend – 26 Zimmer. Die Anordnung der Zimmernummern ist völlig durcheinander geraten. Und in jedem Zimmer wird ein Gegenstand aufbewahrt, obwohl längst nicht alle Gegenstände wirklich ins Haus gehören.

Prägen Sie sich die Zimmer und deren Inhalt intensiv und so gut wie möglich ein. Versuchen Sie, sich möglichst zu jedem Gegnstand auch dessen Position zu merken! Wer's ganz schwierig möchte, prägt sich zusätzlich die Zimmernummern ein.

Danach wenden Sie sich einer anderen Tätigkeit zu. Erst wenn Sie sich dadurch eine Zeit lang abgelenkt haben, blättern Sie – ohne nochmals hier nachzusehen! – direkt auf die nächste Seite. Tragen Sie dort ein, was Ihnen noch in Erinnerung ist! Wiederholen Sie diese Übung mehrmals!

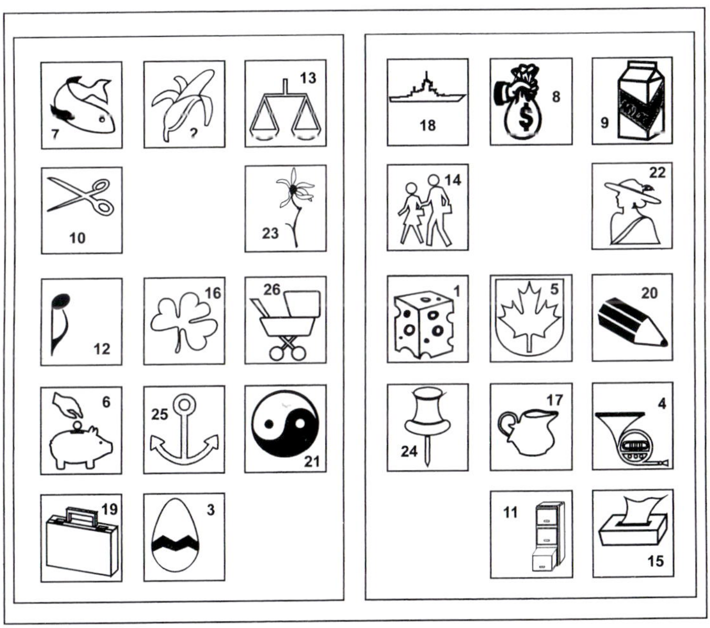

Kopiervorlage für Kapitel 3.6

La Casa Veintiséis: Erinnern Sie sich???

Erinnern Sie sich noch an die Inhalte der 26 Zimmer? Versuchen Sie zunächst, die 26 Gegenstände in beliebiger Folge zu erinnern und hier unten einzutragen!

Schwieriger wird's, wenn jeder Gegenstand im richtigen Zimmer, d.h. an der richtigen Position untergebracht werden soll. Wer damit immer noch nicht genügend gefordert ist, kann schließlich probieren, die völlig durcheinander geratenen Zimmernummern zusätzlich richtig zuzuordnen. Viel Erfolg!

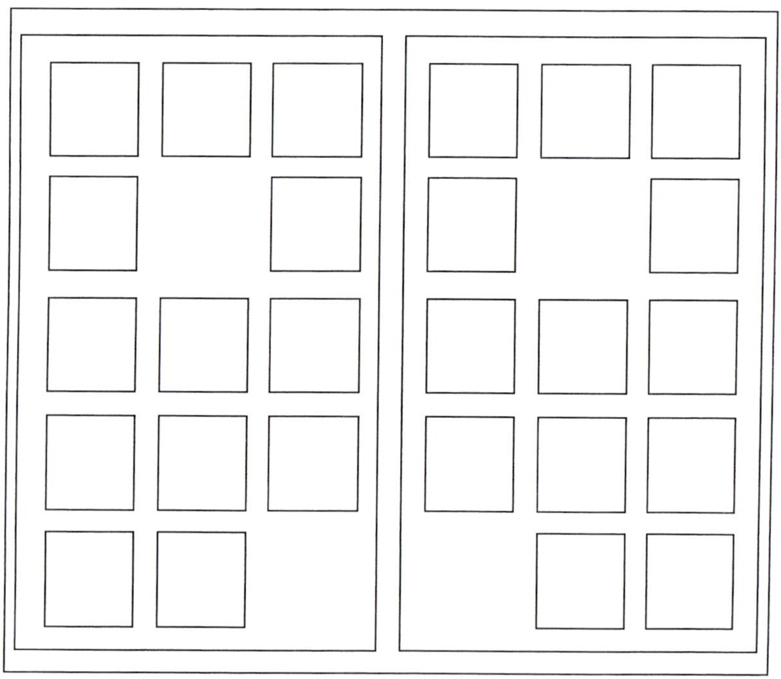

Kopiervorlage für Kapitel 3.7

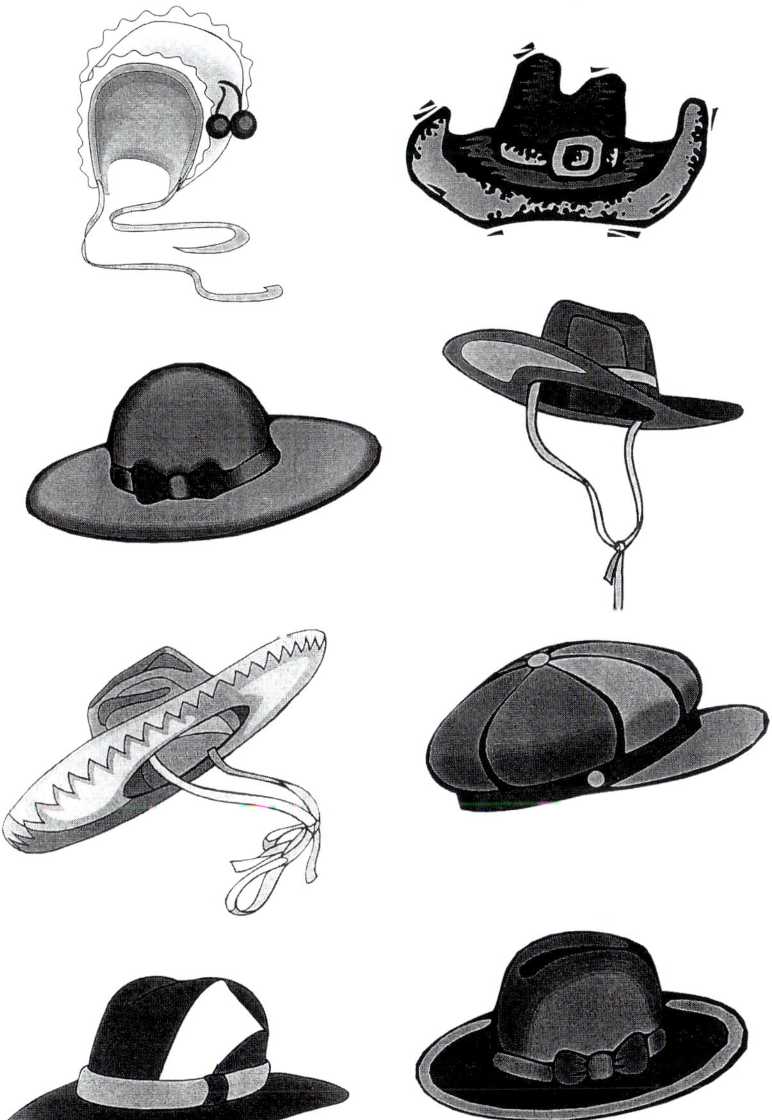

Kopiervorlage für Kapitel 3.7

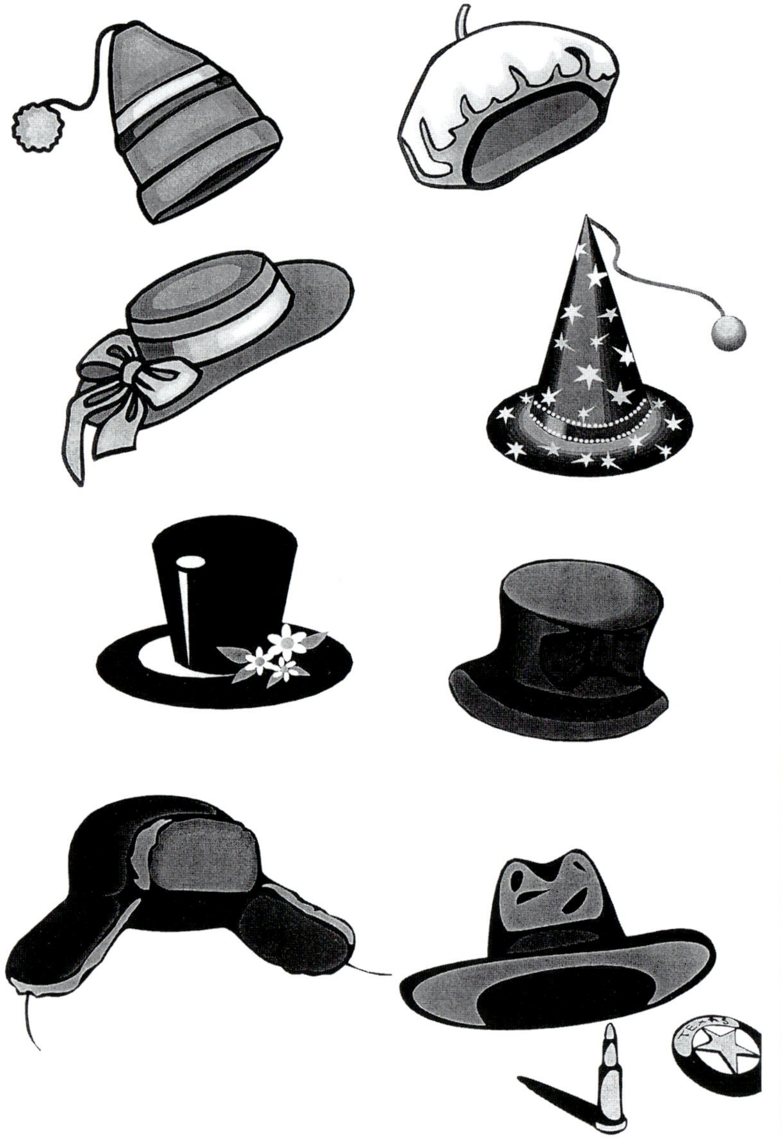

Kopiervorlage für Kapitel 3.7

Zwei unter einem Hut

Suchen Sie unter den Begriffen einer Reihe jeweils die beiden heraus, die *unter einen Hut* passen, d.h., denen sich ein möglichst eng eingrenzender, gemeinsamer Oberbegriff zuordnen lässt.

Im Beispiel sind c und und f zu markieren. Der Oberbegriff ist *Oberbekleidung*.

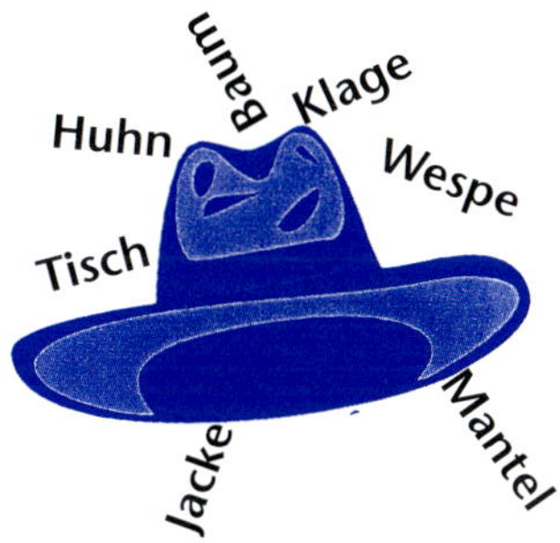

Bsp:	Huhn	Klage	Jacke	Wespe	Tisch	Mantel	Baum
	a	b	c	d	e	f	g
1	Birne	Banane	Apfel	Kirsche	Erdbeere	Mirabelle	Zitrone
2	Turm	Brücke	Bungalow	Tor	Hütte	Denkmal	Mauer
3	Lampe	Schein	Strahl	Blitz	Kerze	Fenster	Stern
4	Klang	Musical	Geräusch	Note	Kino	Oper	Radio
5	Clown	Tier	Zoo	Musik	Theater	Zirkus	Tiergarten
6	Libelle	Fliege	Vogel	Biene	Wolke	Wespe	Pollen
7	Schal	Hut	Gürtel	Schnalle	Mütze	Tasche	Kragen
8	Klavier	Tuba	Geige	Flöte	Trommel	Schellen	Gitarre
9	Roman	Gedicht	Artikel	Novelle	Buchstabe	Zeichen	Komma
10	Hammer	Nagel	Wand	Metall	Gewinde	Schraube	Eisen
11	Efeu	Tanne	Rose	Lilie	Kastanie	Stiel	Ast
12	Spaten	Erde	Schaufel	Land	Arbeit	Pflanze	Hacke
13	Adler	Hummel	Teich	Ente	Seerose	Schwan	Huhn
14	Zwiebel	Stängel	Samen	Dünger	Sand	Blume	Blatt
15	Vase	Gabel	Kelle	Tasse	Glas	Krug	Porzellan
16	Boot	Flugzeug	Rollschuh	Reifen	Moped	Werkstatt	Fahrrad
17	Sender	Radio	Antenne	Ansage	Maske	Ton	Fernsehen

Kopiervorlage für Kapitel 3.8

Assoziieren – Gedanken vernetzen

Bilden Sie spontan und schnell zu den hier vorgegebenen Begriffen Gedankenverbindungen, d.h., finden Sie andere Wörter, die mit dem Ausgangsbegriff in Zusammenhang stehen!
Im ersten Teil geht es um freies Assoziieren, d.h., Sie sind in keiner Weise eingegrenzt.
In der zweiten Hälfte ist die Art des Zusammenhangs vorgegeben.
Die eingetragenen Beispiele in beiden Kategorien zeigen Ihnen, wie's gemeint ist.

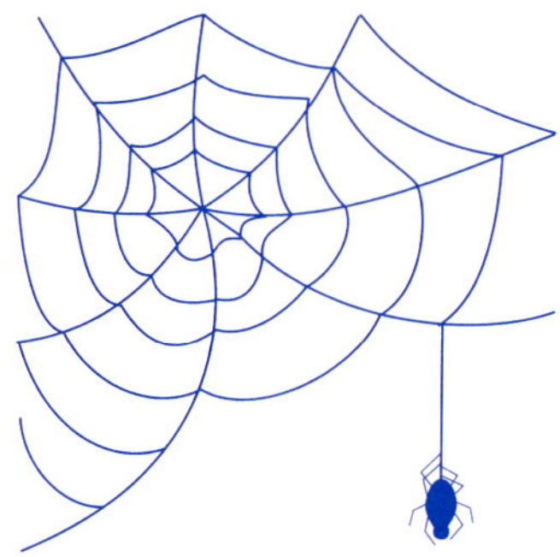

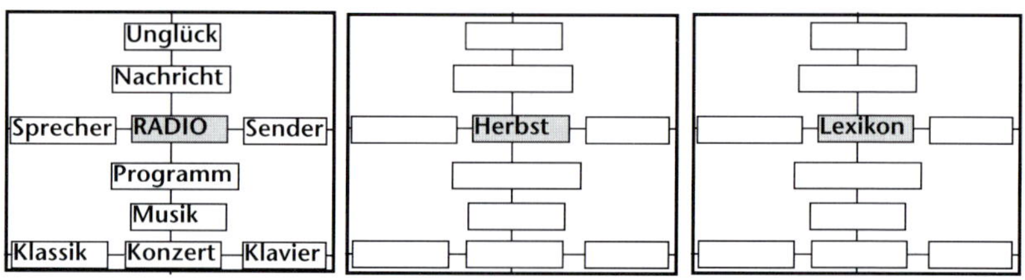

	Wirkungs-zusammenhang	Räumlicher Zusammenhang	Zeitlicher Zusammenhang
Auto	Transport	Straße	20. Jahrhundert
Fernsehgerät	Information	Wohnzimmer	Abend
Computer			
Geige			
Kochtopf			
Heizung			
Bett			
Träne			
Schuhe			
Veilchen			
Walnuss			
Armbanduhr			
Schublade			

Kopiervorlage für Kapitel 3.8

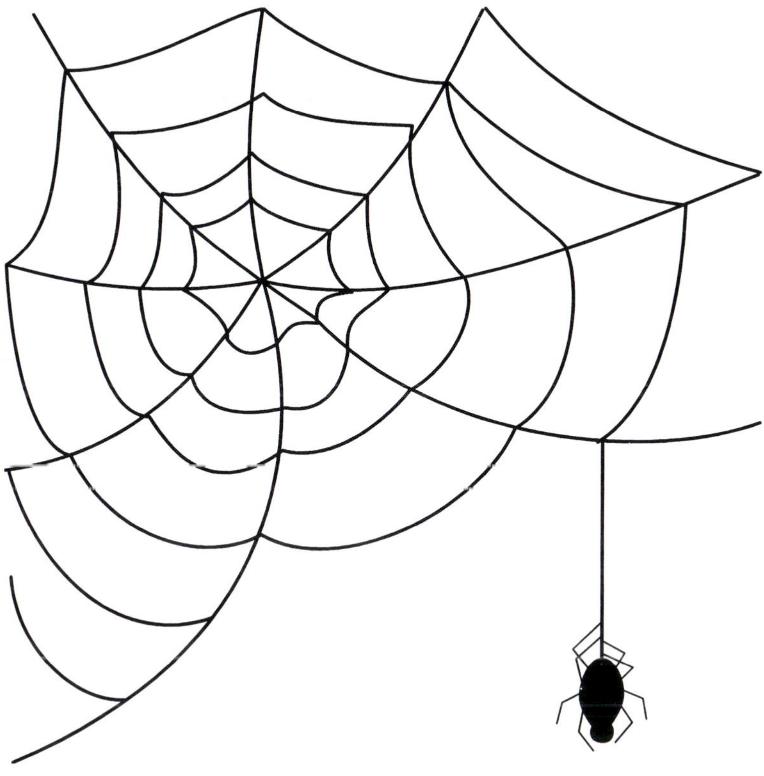

Kopiervorlage für Kapitel 3.8

Neuronennetz

Verbinden Sie die Neuronen durch Linien miteinander zu einem Netz! Unten links wurde bereits begonnen. Setzen Sie das Netz fort. Schaffen Sie möglichst viele Verbindungen. Im Idealfall ist jede Nervenzelle mit jeder anderen durch eine Linie verknüpft. Es müssen nicht immer Geraden sein, auch Kurven sind nötig, um alle Nervenzellen zu erreichen.

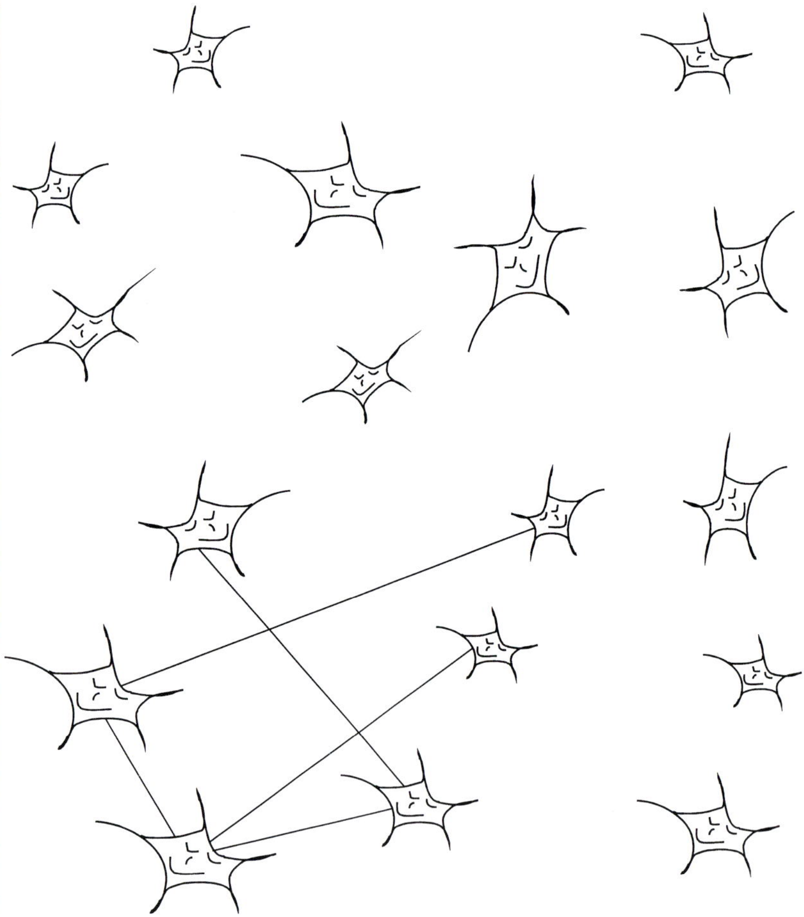

Kopiervorlage für Kapitel 3.9

Paarungen

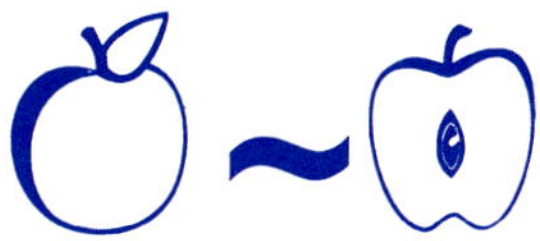

Im Raster unten sehen Sie 50 Begriffe verschiedener Wortarten. Ihre Aufgabe ist es, die richtigen Paarungen zu finden. Zwei Wörter mit ähnlichen Bedeutungen, gehören jeweils zusammen, werden *gepaart*. Notieren Sie dazu die Nummernkombination in der Spalte rechts.

6 Umrandung	14 Strauch	43 trinken	2 Arznei
33 heftig	23 Kirche		28 Zimmer
40 colorieren	49 Zug	25 aktiv	39 Torte
47 Bahn	36 klar	5 Elektrizität	46 Zusammenkunft
15 Versammlung	50 Klang	22 saufen	10 Laub
19 Leuchte	1 Raum	34 still	13 Tür
29 Schaumschläger	11 spielen	35 Gaststätte	24 Ton
41 essen	48 Lampe	27 Rente	20 Schneebesen
44 Strom		7 färben	32 flink
9 durchsichtig	21 Kuchen	30 Busch	42 Rahmen
38 Portal	16 Wirtschaft	37 zocken	3 stark
26 Medizin	12 schnell	17 leise	8 Gotteshaus
45 Blätter	4 Pension	31 tätig	18 speisen

1	28
2	26
3	33
4	27
5	44
6	42
7	40
8	23
9	36
10	45
11	37
12	32
13	38
14	30
15	46
16	35
17	34
18	41
19	48
20	29
21	39
22	43
49	47
24	50
25	31

Kopiervorlage für Kapitel 3.10

Lieferliste

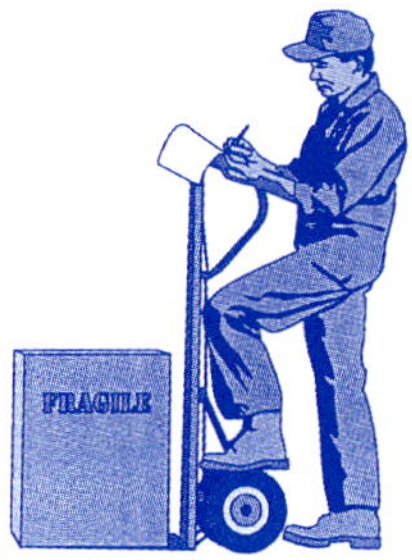

Auf der nachstehenden Namensliste sind alle Bewohner eines Dorfes aufgeführt. Sie sollen für den Zusteller eines Paketdienstes die Bewohner markieren, die eine Sendung erhalten.
Nur diejenigen bekommen ein Paket, in deren Vor- oder Nachnamen <u>ein</u> Doppelbuchstabe vorkommt wie „mm“, „nn“, „tt“. Als Doppelbuchstabe gilt auch, wenn der Vorname mit demselben Buchstaben beginnt, mit dem der Nachname endet. Solche mit mehreren Doppelbuchstaben erhalten nichts, werden also nicht markiert.

<u>Beispiele:</u>

- Schreine<u>r</u>, <u>R</u>ichard
- Immelmann, Karla
- Ke<u>tt</u>erer, Fritz

<u>Übung</u>

- Steurer, Gabriele
- Laadner, Otto
- Sargan, Conny
- Sommermann, Adele
- Loose, Petra
- Kraus, Gerd
- Abeler, Sabine
- Schoon, Martin
- Hofer, Rudi
- Sutter, Berta
- Balge, Edith
- Roth, Sabine
- Besand, Maria
- Essig, Gisela
- Essig, Peter
- Mohnig, Bernd
- Grube, Sandra
- Treff, Ortrud
- Nikka, Paul
- Kohl, Armin
- Jeggel, Thorsten
- Fraas, Lilo
- Huuk, Sybille
- Perth, Henriette
- Wolberg, Lutz
- Venske, Jutta
- Albig, Gerd
- Uhlmann, Otto
- Reber, Hans
- Sterz, Ute
- Jöllig, Nicole
- Froll, Anton
- Gerster, Evelyn
- Olgau, Sonja
- Wunsch, Detlef
- Kuchin, Herbert
- Saanwald, Ulrike
- Borgmann, Annette
- Sulon, Bernhard
- Jerst, Arthur
- Krotz, Beate

Kopiervorlage für Kapitel 3.11

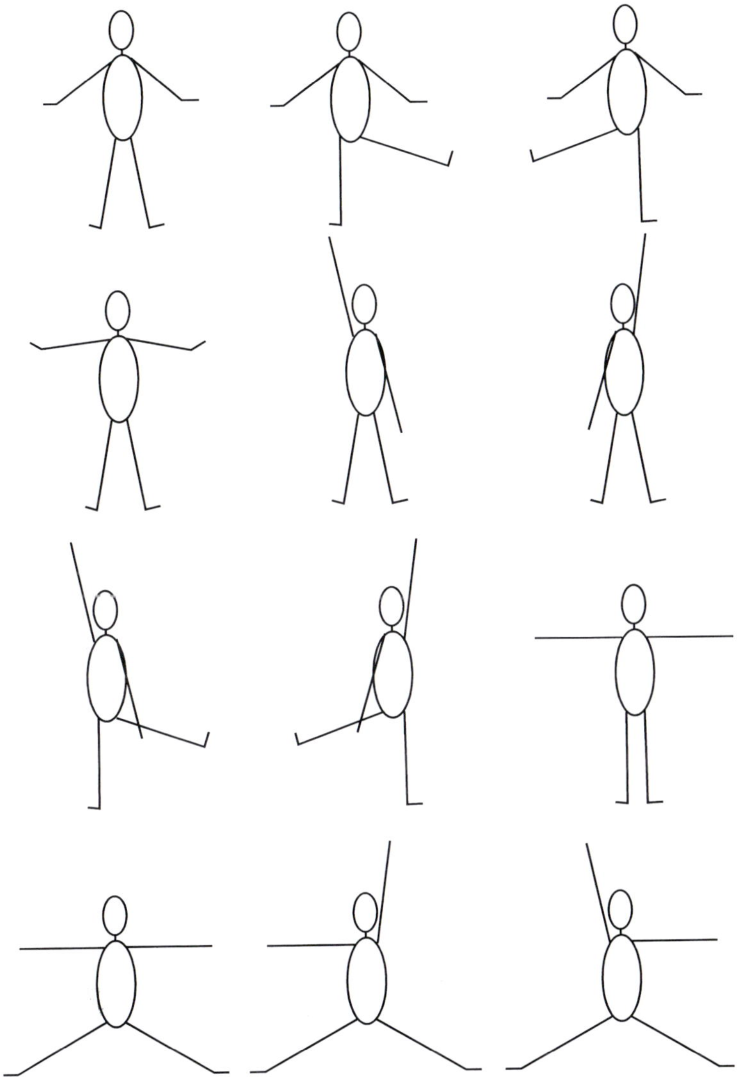

Kopiervorlage für Kapitel 3.11

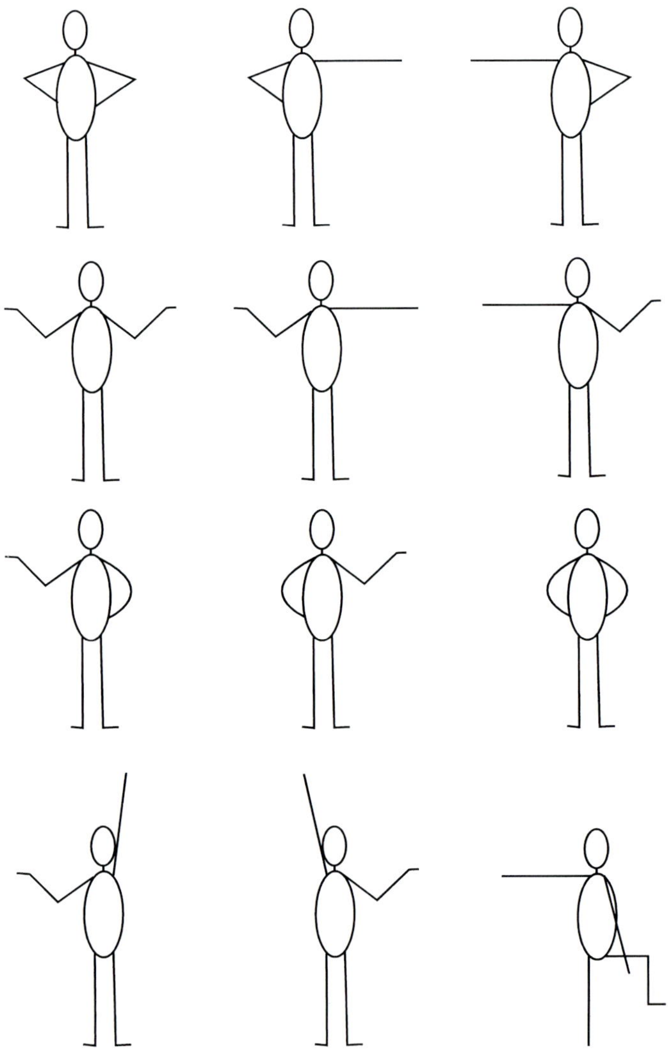

Kopiervorlage für Kapitel 3.11

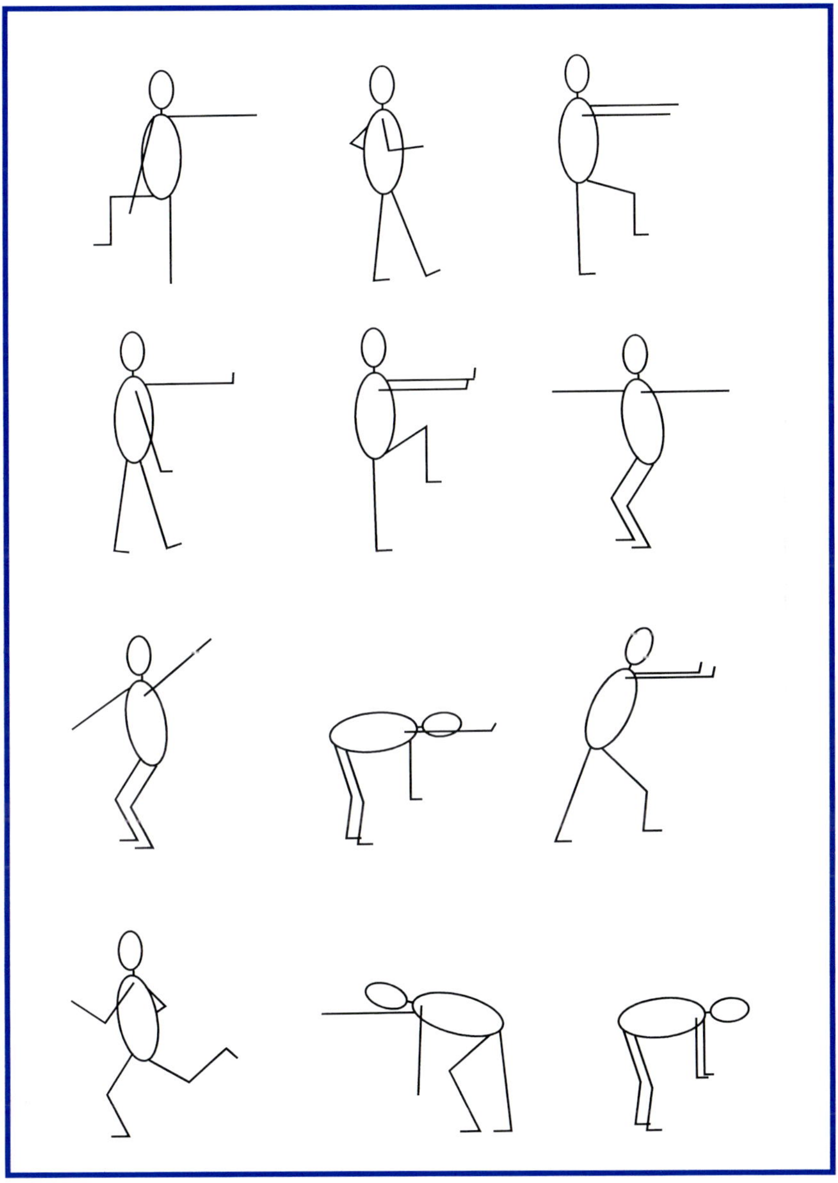

Kopiervorlage für Kapitel 3.12

Stein + nietS

Sehen Sie die Buchstaben in den folgenden Blöcken Zeile für Zeile schnell durch. Streichen Sie immer das Wort *Stein*, so oft es vorkommt. Es kann vorwärts oder rückwärts geschrieben sein.
Zählen Sie anschließend zeilenweise zusammen, wie oft *Stein* vorkam und schreiben Sie das Ergebnis jeweils an das Zeilenende.

Beispiel:	ENJ**STEIN**KJFSELET**NIETS**KJDASTIE**STEIN**ENISEEN**NIETS**KLI	**4**
1	EKJTSELINISTEINKDJLSEJEINIEISTEINISTLIENENIETSKSJLA	____
2	JLEKJELRLJSSTEININISERJINETSISJTNEISTSTEINSKJEEKEN	____
3	INEITSSTJELISÖEIEEIONSTENSTEINSETIESEINIETSSEKRJE	____
4	IENEISLTEINEILSESTEINSEITSEOITNSEETESINSEITNIETSEN	____
5	SETEINESIENSTEIRIEEIJSNENIRIWETNIETSEREEINSERNEEI	____
6	SEREINTIOENESITNESEITENIENSTEINEINSTEINISENIOTENI	____
7	EINEIOSEINSTEINETISNERIONSTEINEINOIESNEITSTINEINOE	____
8	SEOTINOEINTISETINIESETINESTINENEINIETSEIRNEOIEISNT	____
9	SETIENOITENSETIETTNISNEISERINEOITSTEINENOSENTIEN	____
10	ETNTIENTIENSNEINIETSENREINTSETIEITSTEINOSENTENISI	____
11	stienrineinroisntseiotsneitnisteinosentiensniteinteiisetinieotnesietiin	____
12	eeitnoineintsietnseintneitsetnietseorineionsteionteionseteionsersrt	____
13	nierneoinisoentsteineinesoinrsiernstireneoirninenietserneinrseitnei	____
14	eitnterneiosenriosnetieoittneinssteinerienrseinsteitneiniseniestsen	____
15	eitneitnsietneirnsiernsientiontnietseirneionseitneirnsienrsiennintesi	____
16	irneionseinrisntionersteiineinisersteinseiniosskektneinensetnioens	____
17	terinerisnetisneinsreinstertininenietsteineinsoeitneionstenineinsetin	____
18	nireionsietnesteienrsoiensoiernsnietseinesoinostneinsoenrogeisrie	____
19	seinioneintsenisntiosnnseteineonseinsirnsteinsoeinsoeinsteiniensti	____
20	niotijerseijseirjoitneiosneiorsneroisenrsireteinsetrinosenrostienisati	____

Ingesamt waren es _______ Steine.

Kopiervorlage für Kapitel 3.13

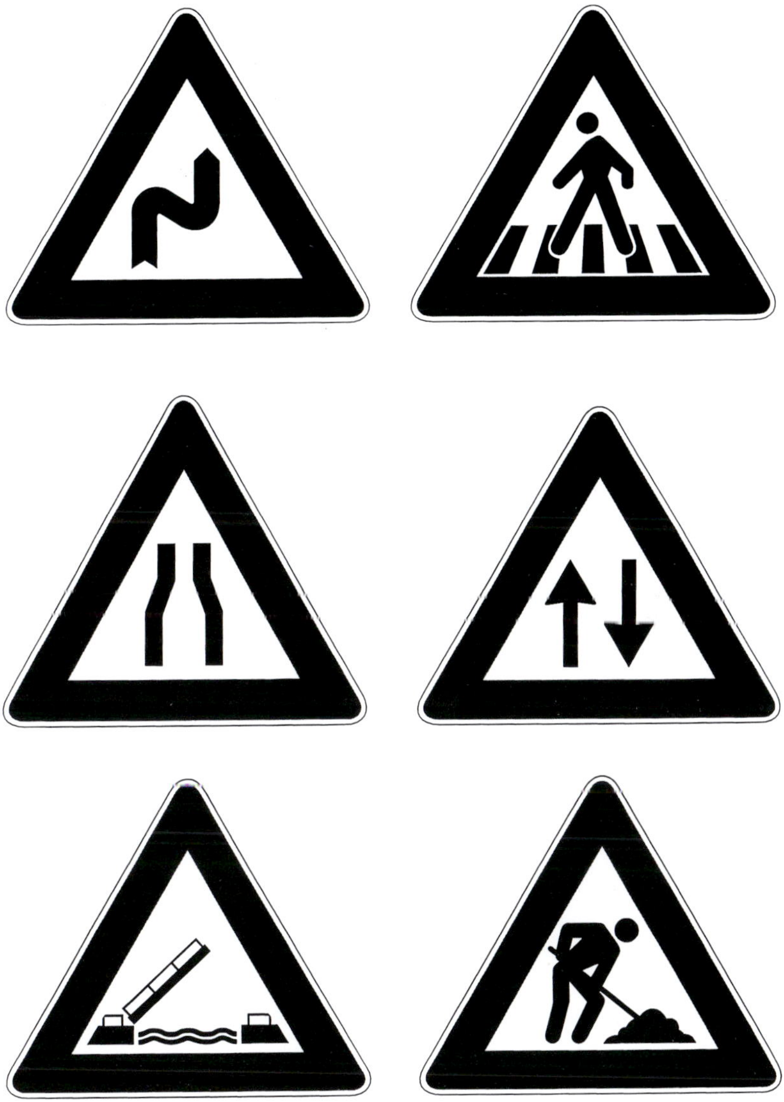

Kopiervorlage für Kapitel 3.13

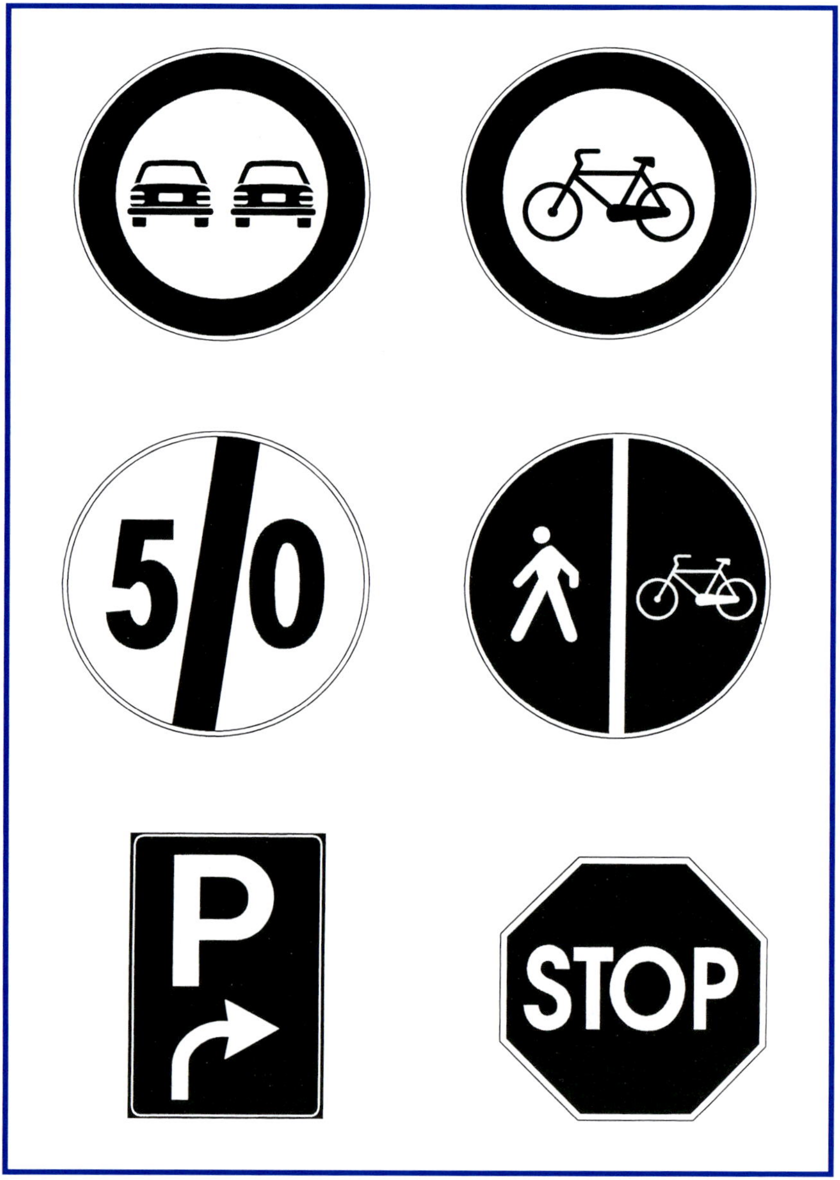

Kopiervorlage für Kapitel 3.13

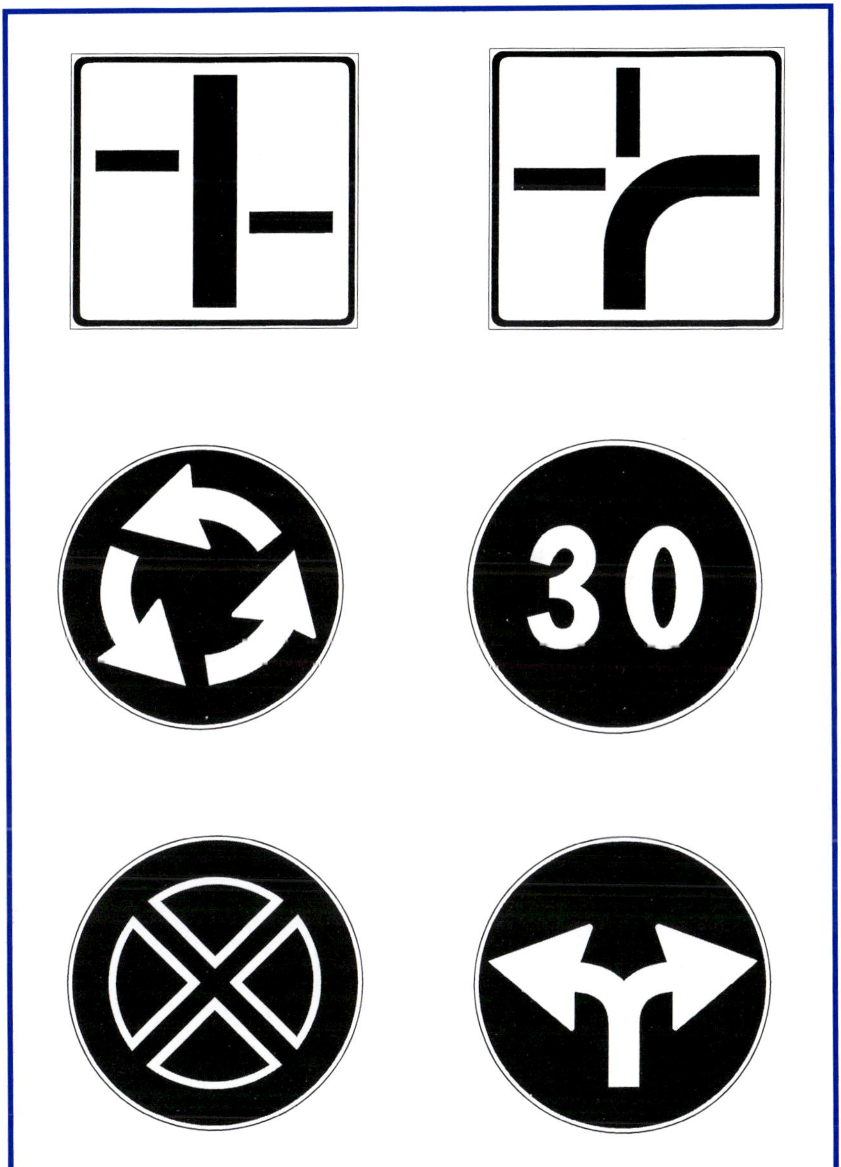

Kopiervorlage für Kapitel 3.13

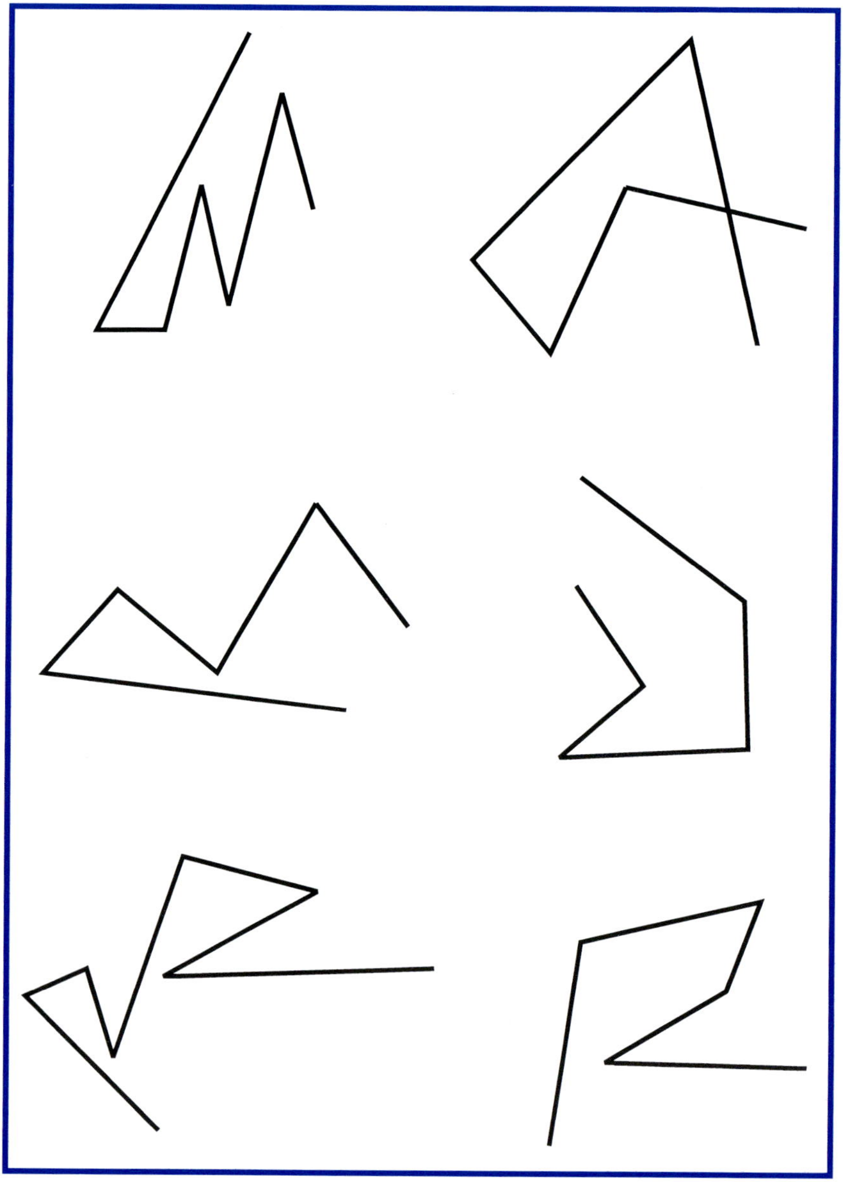

Kopiervorlage für Kapitel 3.13

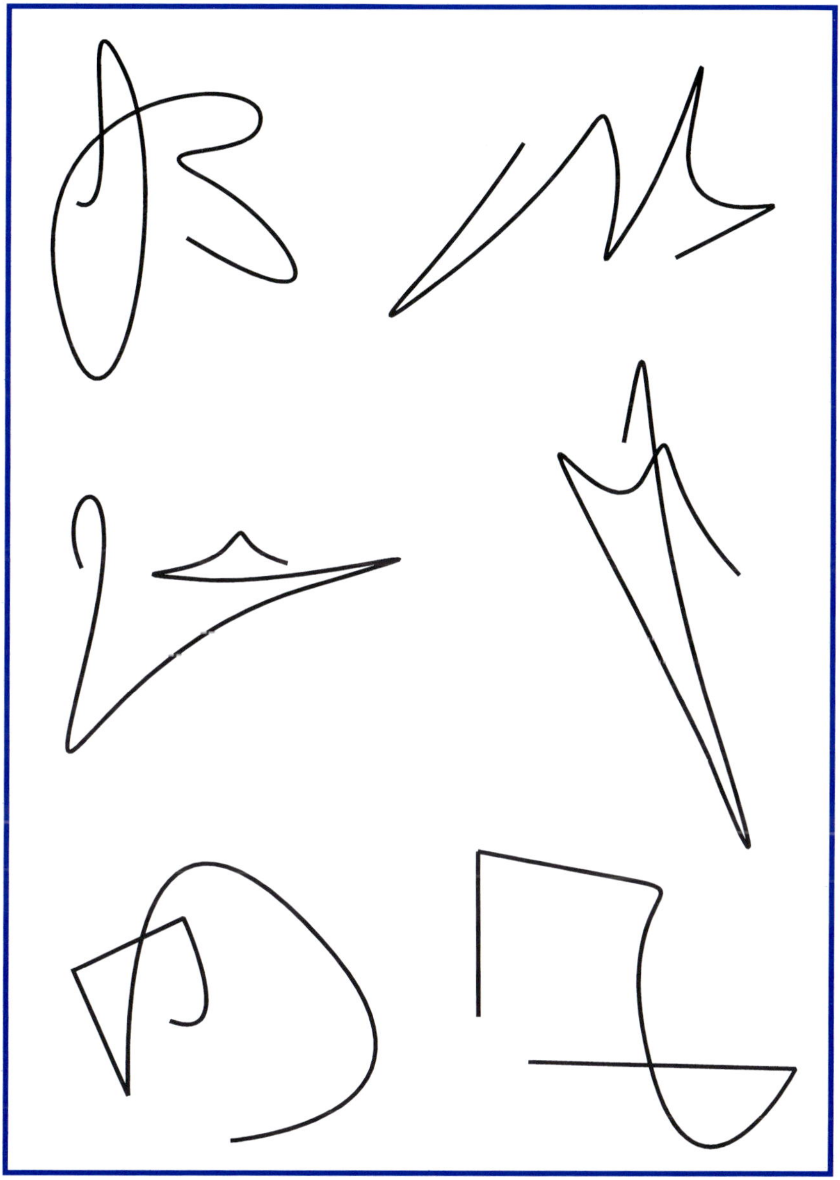

Kopiervorlage für Kapitel 3.14

Wegbeschreibung

Die Bebauung im unten dargestellten Ort ist einigen Bürgerinnen und Bürgern zu wenig geordnet. Deshalb beschäftigt sich der Gemeinderat mit dem Bebauungsplan. Zunächst verschafft sich das Gremium bei einer Ortsbegehung ein Bild. Bei der anschließenden Sitzung soll der Weg noch einmal in Gedanken nachvollzogen und in den Plan eingetragen werden.
Stellen Sie sich vor, Sie wären dabei gewesen. Prägen Sie sich den auf dieser Seite unten dargestellten Wegverlauf von A nach B intensiv und so gut wie möglich ein.
Danach wenden Sie sich einer anderen Tätigkeit zu. Erst wenn Sie sich dadurch eine Zeit lang abgelenkt haben, blättern Sie – ohne nochmals hier nachzusehen! – direkt auf die nächste Seite. Zeichnen Sie dort den Weg so ein, wie Sie ihn in Erinnerung haben und vergleichen Sie ihn später mit dem Original!

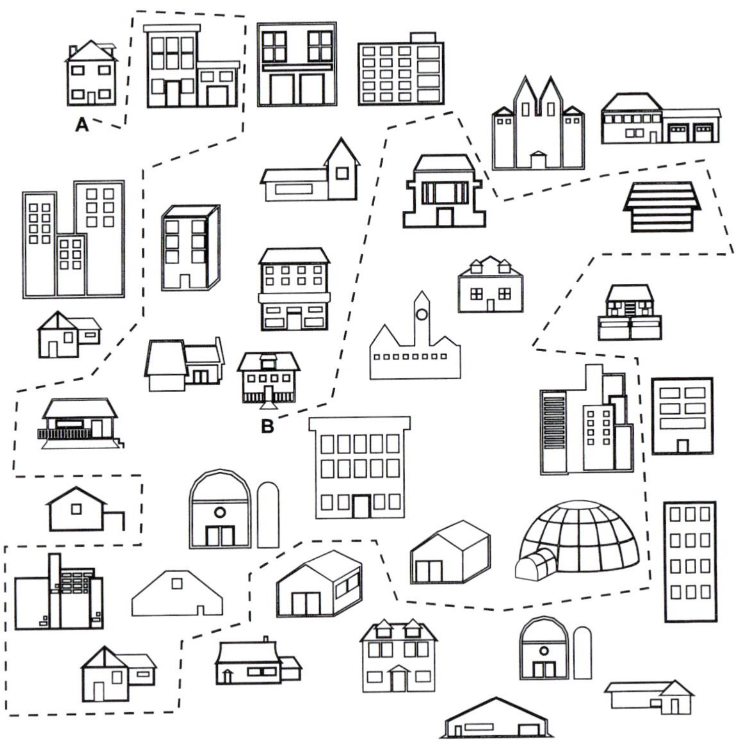

Kopiervorlage für Kapitel 3.14

Finden Sie den Weg wieder???

Auf der vorigen Seite haben Sie sich einen Wegverlauf von A nach B eingeprägt. Tragen Sie nun hier den Weg ein, so wie Sie ihn in Erinnerung haben. Viel Erfolg!

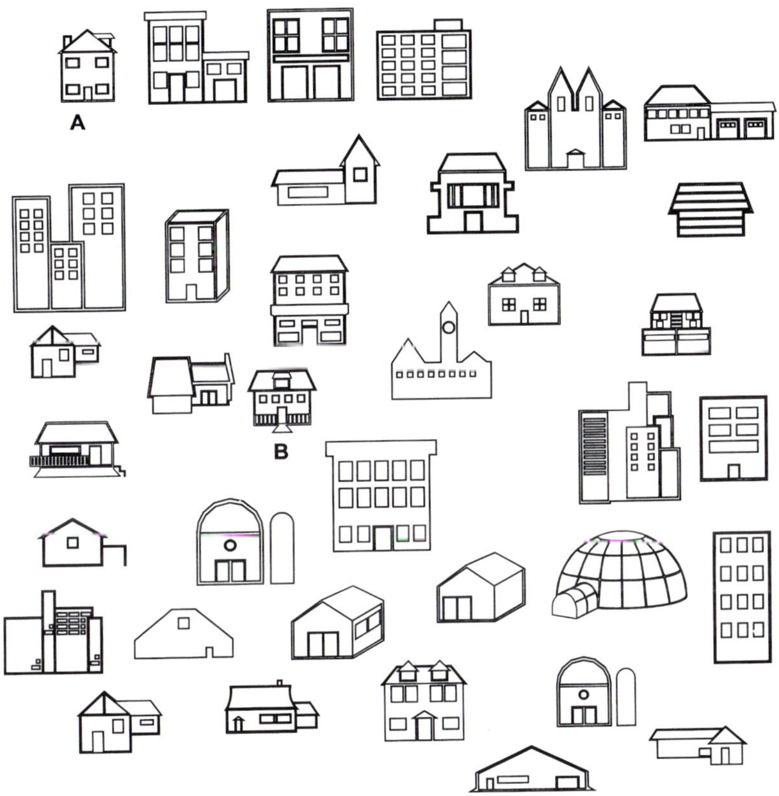

5 Literatur und Materialien

5.1 Literatur

DEUTSCHES HYGIENE-MUSEUM DRESDEN (Hrsg.); Kosmos im Kopf. Gehirn und Denken. Ostfildern-Ruit 2000.

FISCHER, Bernd/FISCHER, Uta/MOSMANN, Hannjette: Power Brain. Die 12 goldenen Spitzenregeln für Ihre optimale Hirndurchblutung. Zürich 2000.

FISCHER, Bernd/DICKREITER, Bernhard/MOSMANN, Hannjette: Fit ab Fünfzig! Vitalitätskonzept. Haslach 1996.

FISCHER, Bernd/DICKREITER, Bernhard: Geistige Fitness. Zürich 1994.

FISCHER, B./GRESS-HEISTER, M.: Rehabilitation, Prävention und Gesundheitsfürsorge im Alter. Karlsruhe 1994.

FISCHER, Bernd/LEHRL, Siegfried: Selber denken macht fit. Ebersberg 1990, 2. Aufl.

HARRE, D.: Trainingslehre. Berlin (DDR) 1979.

HIRSCH, Rolf: Notwendigkeit einer geronto-psychiatrischen Rehabilitation. In: HARTMANNBUND/ARBEITERWOHLFAHRT: Ambulante geriatrische Rehabilitation. Bonn 1996.

JASPER, Bettina M.: Gerontologie, Reihe: Lehrbuch Altenpflege. Hannover 2002.

JASPER, Bettina M.: Spiel und Bewegung im Gehirntraining (Arbeitstitel). Ebersberg 2002.

JASPER, Bettina M.: Brainfitness. Denken und Bewegen. Aachen 1998.

JASPER, Bettina M.: Spiel und Gespräch. Reihe: Aktives Alter – Gekonnt betreuen und aktivieren. Hannover 1995.

JASPER, Bettina M.: Bewegung fördern. Reihe: Aktives Alter – Gekonnt betreuen und aktivieren. Hannover 1993.

JASPER, Bettina M.: Fit im Kopf. Gehirn-Jogging als mentales Aktivierungstraining. In: DEUTSCHER TURNER-BUND; Gesundheitssport für Ältere. Frankfurt 1993.

KATZ, Lawrence C./RUBIN, Manning: Neurobics. Fit im Kopf. Übungen zur Leistungssteigerung des Gehirns. München 2001

OSWALD, Wolf D./GUNZELMANN, Thomas (Hrsg.): Das SIMA-Projekt: Kompetenztraining, Ein Programm für Seniorengruppen. Kempten 1995.

OSWALD, Wolf D./RÖDEL, Gisela (Hrsg.): Das SIMA-Projekt: Gedächtnistraining. Ein Programm für Seniorengruppen. Göttingen 1995.

ZIMMER, Renate: Handbuch der Sinneswahrnehmung. Grundlagen einer ganzheitlichen Erziehung. Freiburg, 9. Aufl. 2000.

Denk-Werkstatt®, Bettina M. JASPER: Denk-Werkstatt, Materialien zum Gehirntraining – für geistige Fitness, Erscheinungsweise 6 x jährlich.

5.2 Materialien

Bezugshinweis bzw. Bezugsquelle

- Easy Flip Folie: Von der Fa. Leitz, auf Rollen, erhältlich über den Bürofachhandel.

- Prospekthüllen: Erhältlich im Schreibwarengeschäfte, Bürofachhandel, auch Supermärkte.

- Wasserlösliche Folienstifte (non permanent, M, rot): Erhältlich im Schreibwarengeschäfte, Bürofachhandel.

- Kartenspiel *Nousknacker 1*: Erhältlich über Denk-Werkstatt®, Preis 15,50 € je Stück zuzügl. Versandkosten, Bettina M. Jasper, Auf der Golz 2, 77887 Sasbachwalden, Tel. 07841/28109, Fax 07841/66 90 60, e-mail Bettina.Jasper@t-online.de.

- Liederbücher oder Sammlungen kopierter Textblätter: im Buchhandel, Musikfachgeschäfte, oft auch kostenlos bei Banken oder Firmen erhältlich.

- Augen- und Farbwürfel in verschiedenen Größen und Ausführungen: erhältlich im Spielwarenhandel und Sportbedarf (Sport-Thieme usw.).

- Blankospielkarten zum Selbstbeschriften: Erhältlich im Spielwarenhandel und Bastelgeschäften.

- Tastsäckchen: Erhältlich im Therapie- und Sportfachhandel. Preiswerter: Einkaufsbeutel oder selbst genähte Säckchen.

- Mikado, Memory-Spiele, bunte Holzbausteine, Jenga ...: Erhältlich im Spielwarenhandel, Kaufhäuser, Flohmärkte.

- *Arbos – Das Baumspiel:* Zu bestellen bei: Uta Arleth; Siegelsbachstr. 2, 79117 Freiburg, Tel. 0761/69 66 250, Fax 0761/69 66 251

5.3 Fußnotenverzeichnis

1 Bettina M. JASPER: Brainfitness – Denken und Bewegen. Aachen 1998.

2 Vgl. Bettina M. JASPER: Gerontologie. Reihe: Lehrbuch Altenpflege. Hannover 2002.

3 Vgl. a. a. O.

4 Vgl. FISCHER, B./GRESS-HEISTER, M.: Rehabilitation, Prävention und Gesundheitsfürsorge im Alter. Karlsruhe 1994, 91.

5 Vgl. HIRSCH, R.; Notwendigkeit einer geronto-psychiatrischen Rehabilitation. In: HARTMANNBUND/ARBEITERWOHLFAHRT: Ambulante geriatrische Rehabilitation. Bonn 1996, 72.

6 Vgl. OSWALD, W. D./GUNZELMANN, T. (Hrsg.): Das SIMA-Projekt: Kompetenztraining. Ein Programm für Seniorengruppen. Kempten 1995.

7 Vgl. Bettina M. JASPER: Gerontologie. Reihe: Lehrbuch Altenpflege. Hannover 2002

8 Vgl. OSWALD, W. D./RÖDEL, G. (Hrsg.): Das SIMA-Projekt: Gedächtnistraining. Ein Programm für Seniorengruppen. Göttingen 1995.

9 Vgl. OSWALD, W. D./ RÖDEL, G. (Hrsg.): a. a. O.

10 Vgl. Bettina M. JASPER: Gerontologie. Reihe: Lehrbuch Altenpflege. Hannover 2002.

11 Vgl. ZIMMER, Renate: Handbuch der Sinneswahrnehmung. Freiburg 2000.

12 Vgl. FISCHER, B./DICKREITER, B./MOSMANN, H.: Fit ab Fünfzig! Vitalitätskonzept nach Prof. Fischer. Teil 1, Haslach 1996, 47ff.

13 Vgl. KATZ, C. Lawrence/RUBIN, Manning: Neurobics. Fit im Kopf. München 2001.

14 Vgl. HARRE, D.: Trainingslehre. Berlin (DDR) 1979.

15 Bezugsquelle siehe Anhang.

16 Bezugshinweise siehe Kap. 5.2.

17 Bettina M. JASPER: Brainfitness. Denken und Bewegen. Aachen 1998.

18 Informationen zur Ausbildung über die Autorin, Denk-Werkstatt®, Adresse siehe Anhang, Kap. 5.2.

19 Bezugsquelle siehe Kap. 5.1 Literatur.

20 siehe Seite 169.

21 GL = Gruppenleiterin

22 TN = Teilnehmerin(nen)

23 Bezugsquelle siehe Kap. 5.2.

[24] Baum, Bäume
[25] Flasche(n)
[26] Garn
[27] Gesicht(s)
[28] Hand, Hände
[29] Haus
[30] Hut, Hüte
[31] Netz
[32] Paar(e)
[33] Paket
[34] Variationen dazu siehe: Bettina M. JASPER: Brainfitness, Aachen, 1998, S. 54
[35] Puppe(n)
[36] Stein(e)
[37] Straßenverkehr(s)
[38] Wander(n)
[39] Zeitung(s)

Bildnachweis

Umschlagfoto:	Michael von Fisenne Fotoagentur, Aachen, U4 Bettina M. Jasper
Fotos:	Bettina M. Jasper
Schmuckgrafiken:	André Besgens, Aachen
Grafiken:	Bettina M. Jasper
Umschlaggestaltung:	Birgit Engelen, Stolberg